VIE

DE JEANNE MANCE

IMPRIMERIE GÉNÉRALE DE CHATILLON-SUR-SEINE, J. ROBERT.

VIE

DE

JEANNE MANCE

— 1606-1673 —

PAR

M. L'ABBÉ RAMBOUILLET

DU CLERGÉ DE PARIS

MEMBRE DE LA SOCIÉTÉ HISTORIQUE

DE LANGRES

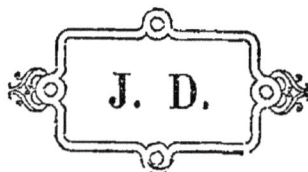

J. D.

LANGRES

JULES DALLET, LIBRAIRE-ÉDITEUR

PLACE CHAMBEAU

1877

DÉDIÉ

AUX FILLES CHRÉTIENNES DE NOGENT-LE-ROI

PAYS NATAL DE JEANNE MANCE

nous est si chère. Nous nous réjouissions de voir cette
admirable vie sortir du tombeau de l'oubli, et de si
grandes vertus recevoir enfin des hommages trop longtemps différés.

Mais, bien que plus de vingt ans se soient écoulés
depuis la publication du livre de M. Faillon, Jeanne
Mance est encore peu connue dans son pays natal, à
Nogent-le-Roi, et dans le diocèse de Langres; et c'est
pour rendre populaire son histoire que nous avons écrit
ce petit livre. Nous avons pris, des deux volumes de
M. Faillon, tout ce qui est particulier à Jeanne Mance,
et nous avons complété sa *Vie* en mettant à profit l'*Histoire de la Colonie française en Canada* du même auteur.
Les détails que nous y avons ajoutés, et quelques-unes
des notes qui accompagnent cet ouvrage, sont dus aux
recherches que M. l'abbé Boitouset, curé de Coupray
au diocèse de Langres, a faites sur l'histoire de Nogent-
le-Roi.

Si nous donnons quelquefois le titre de *sainte* à celle
dont nous écrivons la vie, nous n'entendons en aucune
manière prévenir le jugement du Souverain-Pontife, à
qui nous soumettrons toujours, avec notre personne,
nos sentiments et nos écrits.

JEANNE MANCE

LA FAMILLE MANCE. — NAISSANCE DE JEANNE. — SA VIE
JUSQU'À L'ÉPOQUE DE SA VOCATION POUR LE CANADA.

Nogent-le-Roi, aujourd'hui petite ville manufac-
turière du département de la Haute-Marne, comptait avant le xviiie siècle parmi les places fortes de
la province de Champagne. Son château, bâti vers
le xie siècle par les seigneurs de Nogent, puis cédé
par eux aux comtes de Champagne, et devenu ensuite propriété royale au xive siècle, fut plusieurs
fois assiégé pendant les guerres qui désolèrent la
France à cette époque. Il demeura pourtant debout
jusqu'en 1793; alors ses solides bastions et son don-
jon orgueilleux, qui avaient tant de fois défié les attaques de l'ennemi, tombèrent sous la pioche et le
marteau des paysans. Quelques-uns même se firent
un logement dans ses tours presque rasées, et on
peut voir aujourd'hui des boutiques d'ouvriers ins-
tallées dans les ruines de cette forteresse, encore im-

posante sous l'épaisse couche de lierre qui lui fait un voile de deuil.

Au commencement du xviiᵉ siècle, le château subsistait dans toute son intégrité; un gouverneur royal y résidait; la ville avait le titre de prévôté et comptait parmi ses habitants plusieurs personnes de distinction. Une des plus honorables familles de Nogent-le-Roi à cette époque était la famille Mance, dont plusieurs membres se firent remarquer, soit dans l'Église, soit dans la magistrature, soit dans l'état militaire; quelques-uns même furent anoblis par le roi, en récompense des services qu'ils avaient rendus à leur pays. Chrétiens au cœur large et généreux, les Mance ont laissé à la commune de Nogent plusieurs témoignages de l'affection qu'ils portaient à leurs compatriotes; mais la Révolution, en s'emparant des fondations faites par eux, en a effacé le souvenir. Nous leur rendrons justice, en rappelant leurs bienfaits, et nous nous acquitterons envers eux d'une dette de reconnaissance (1).

En 1606, Pierre Mance, le père de la vertueuse fille dont nous écrivons l'histoire, occupait à Nogent la charge de procureur du roi. Il en remplit si parfaitement les devoirs, que cette magistrature se perpétua pendant de longues années dans sa famille

(1) *Voir la note 1 à la fin du volume.*

honorée de la confiance du roi et de l'estime publique; un des fils de Pierre Mance et plusieurs de ses
neveux lui succédèrent dans cette charge importante(1).

Pierre Mance eut de nombreux enfants. Quand les
mœurs sont pures et simples, et que la religion règne en maîtresse dans une famille, les parents regar-
dent comme une bénédiction de Dieu la fécondité de
leur union. Quelle richesse peut avoir plus de
charme à leurs yeux que la possession d'un grand
nombre d'enfants, ornement le plus précieux de leur
maison, joie de leur vie, soutien de leur vieillesse?

Pierre Mance avait épousé Catherine Mahudel,
fille de Guy Mahudel, procureur du roi à Nogent.
De ce mariage naquirent treize enfants: six garçons
t sept filles. L'un des fils, appelé Pierre comme son
père, se consacra au service de Dieu dans l'état
cclésiastique. Après de brillantes études théologiques
ui lui méritèrent le grade de docteur, il fut pendant
ongtemps curé de la paroisse Saint-Aspaix, de
Ielun, en même temps que vicaire-général et official
e Troyes (2).

(1) Nicolas Mance succéda, en 1627, à son père dans la charge
e procureur du roi. Antoine et Claude Mance embrassèrent l'état
ilitaire, et furent tous deux anoblis pour leurs services en 1658.
es armoiries des de Mance étaient d'azur, à la *mancine* d'or,
fruit de sable bordé de gueule.

(2) *Voir la note 2 à la fin du volume.*

Jeanne Mance, la courageuse et sainte fille dont
nous voulons proposer la mémoire à l'admiration et
à l'imitation de ses compatriotes, naquit l'an 1606.
Les recherches que nous avons faites dans les regis-
tres de l'église paroissiale de Nogent, ne nous ont
pas donné de renseignements positifs sur la date
précise de sa naissance ; c'est d'après l'âge qu'elle
avait à l'époque de sa mort que nous pouvons indi-
quer avec certitude l'année de sa naissance.

Tout ce que nous savons de ses premières années,
par une confidence de Jeanne Mance à une de ses
amies, c'est qu'à l'âge de six à sept ans elle eut la
pensée et fit le vœu de se consacrer à Dieu par une
chasteté perpétuelle. Dans cette âme forte, prédes-
tinée à des œuvres d'héroïque dévouement, la sagesse avait devancé les années ; l'Esprit de Dieu lui
inspira dès sa plus tendre enfance un amour céleste
qui la détournait du monde avant même qu'elle le
connût.

Loin de la gêner dans l'expansion de ses sentiments
religieux, les parents de Jeanne, son père surtout
qui la chérissait tendrement, lui laissaient pour ses
pratiques de dévotion la liberté la plus grande. Elle
n'en abusa jamais. La droiture de son esprit, la
sûreté de son jugement, son obéissance parfaite à la
volonté de Dieu, son éminente charité, la dirigeaient

de telle sorte, qu'elle savait être tout à Dieu sans manquer à aucun des devoirs de sa condition dans le monde.

La jeunesse de Jeanne Mance mûrit, comme celle de Jeanne d'Arc, au milieu des calamités qui vinrent fondre sur son pays. Dieu qui la destinait, elle simple et timide jeune fille, à vivre parmi des hommes de guerre, à se dévouer à leur service, à panser leurs plaies, voulut qu'elle reçût de bonne heure ces impressions profondes que la vue des souffrances fait aux cœurs purs et généreux. Elle eut pendant plusieurs années sous les yeux le navrant spectacle des horreurs de la guerre et de tous les maux qu'elle entraîne avec elle. En 1635, la France était en guerre avec l'Empire, et Nogent, situé sur la frontière du pays, en eut beaucoup à souffrir. Le Bassigny fut envahi par les Lorrains qui brûlèrent Fresnoy, Montigny-le-Roi, et levèrent 130,000 livres de contributions dont Nogent eut à payer sa part. En 1636, ce sont les Croates du général Galas qui envahissent le pays, pillant et massacrant les habitants. Bientôt la peste qui, depuis plusieurs années, suivait les bandes étrangères, éclata à Nogent. Elle y fit d'affreux ravages : cinq cents habitants périrent en deux mois(1).

(1) Ce fait est consigné de la main du curé de Nogent dans le registre paroissial de 1637. En mémoire de la cessation de cette

Dans ces tristes circonstances , Jeanne fit sans doute l'apprentissage et comme le noviciat de la vie de dévouement qu'elle devait mener en Canada; et son cœur s'agrandit par l'exercice de la charité.

Vers 1640, elle perdit sa mère; son père lui avait été enlevé par la mort quelques années auparavant. Jeanne avait jusque-là partagé entre Dieu et ses parents toute la tendresse de ses affections et tous les instants de sa vie. Quand Dieu les eut rappelés à lui, son unique désir fut de se vouer à la perfection de la vie chrétienne, et de se dépenser tout entière au service de Jésus-Christ.

Cependant elle ne se sentait point de vocation pour le cloître, ni même pour la vie qu'elle devait mener plus tard dans les contrées sauvages du Canada. Sa santé, d'ailleurs, était trop délicate pour lui permettre de penser même à un tel dessein.

Mais lorsqu'une âme se tient avec simplicité et abandon à la disposition de Dieu, la divine Providence fait briller à ses yeux la lumière dont elle a besoin pour diriger sa route, et la volonté d'en-haut se manifeste à elle avec une clarté qui ne lui laisse aucune incertitude. C'est ainsi que la grâce de Dieu répondit à la confiance de Jeanne Mance.

peste, une procession annuelle a lieu, le jour de saint Roch, dans les rues qui furent le plus éprouvées par le fléau.

II

VOCATION DE JEANNE MANCE POUR LE CANADA.

Au mois d'avril 1640, Jeanne se trouvait à Langres. Des liens de famille ou des relations d'amitié l'avaient engagée à passer quelquê temps dans cette ville distante de Nogent de quatre à cinq lieues. Langres, ville épiscopale, la ville chrétienne par excellence à cette époque, était pour toute la contrée environnante un foyer de piété. Les Pères de l'Oratoire de Jésus, en 1619, les Jésuites, en 1622, y avaient établi des communautés sous l'inspiration du saint évêque Sébastien Zamet qui occupait alors lé siége de Langres. Par leurs soins, des missions étaient prêchées dans les localités voisines de Langres ; ainsi le carême de 1635 fut prêché à Nogent par un Père Jésuite (1).

Ce voyage de Jeanne Mance à Langres fut le moyen dont Dieu se servit pour lui faire connaître sa vo-

(1). Le registre des comptes de la Fabrique, en 1635, tenu par Nicolas Mance, sieur du Fief-Doland, procureur du Roi, frère de Jeanne Mance, porte : « Le 6 juin 1635 j'ai baillé à M. Rignier une demie pistolle pour 3 cordes de bois envoyées aux Pères Jésuites de Lengres, pour nous avoir la présente année l'un d'eux prêché au caresme, pour ce iiijl viijs. »

lonté. On parlait beaucoup, à cette époque, de la
colonisation chrétienne du Canada, appelé alors
Nouvelle-France. Nos pères ne pouvaient, dans la
vivacité de leur foi, séparer l'idée de Jésus-Christ
de celle de la France, et partout où s'arborait le
drapeau national, ils voulaient y planter l'étendard
de la croix. Une foule de personnes, ainsi que le roi
lui-même, étaient préoccupées du désir de conquérir
le Canada au christianisme, en travaillant à la conversion des Indiens. On pensa ne pouvoir mieux réussir qu'en adjoignant aux missionnaires chargés de
prêcher l'évangile, des colons chrétiens, et en trans-
plantant sur cette terre infidèle une petite France
chrétienne, qui soutînt à la fois et le drapeau national
et l'étendard de l'Eglise. Plusieurs personnes s'étaient
offertes avec un admirable dévouement à faire partie
de cette expédition toute pleine de dangers, à raison
de la férocité des Indiens et des difficultés de vivre
dans une contrée inculte et sous un climat rigoureux ;
des femmes de la haute société déployaient la plus
louable activité et la charité la plus généreuse à
seconder l'œuvre naissante de la colonisation du Canada.

Pendant son séjour à Langres, Jeanne Mance eut
l'occasion de visiter un pieux chanoine de cette
ville, et elle apprit de lui les projets que des personnes de qualité avaient formés pour l'extension de

la religion dans la Nouvelle-France, et les grands
sacrifices que deux dames de la plus haute distinction,
madame de la Pelterie et la duchesse d'Aiguillon, venaient de faire pour établir des Ursulines et des
Hospitalières à Québec, fondée par les Français en
1608. Ce saint homme ne pouvait se lasser de bénir
Dieu, et d'admirer avec quel dévouement les femmes
elles-mêmes se faisaient apôtres et sacrifiaient leurs
richesses, pour contribuer à sa gloire et au salut des
âmes.

Cette conversation fut pour Jeanne Mance un trait
de lumière qui lui révéla sa vocation. En entendant
ce discours, un attrait dont elle ne pouvait se rendre
compte l'avait saisie comme malgré elle, et son cœur
se sentait entraîné, par un mouvement irrésistible,
vers ces régions lointaines et inconnues de la Nouvelle-France. Elle sortit de cet entretien, emportant
au fond de son âme une parole intérieure qui la
pressait de se dévouer, elle aussi, au service de Dieu
dans ces régions inhospitalières.

Mais comment s'y résoudre, en présence de difficultés qui paraissaient insurmontables? Jeanne avait
fait plusieurs maladies, elle était d'ailleurs d'une
complexion délicate qui semblait la rendre incapable
de longs voyages et de rudes travaux. Elle consulta
son directeur. Ne considérant que les apparences,

1.

qui lui paraissaient s'opposer absolument à la réali-
sation de son dessein, il essaya de le lui faire abandonner ; il lui représenta qu'il n'était point certain
que Dieu exigeât d'elle ce sacrifice, qu'elle ne courait,
en demeurant dans sa patrie, aucun risque de déso-
béir à la volonté divine. Mais tous ses efforts et tous
les raisonnements de Jeanne ne parvenaient point à
étouffer cette voix intérieure, à affaiblir cet attrait
puissant qui la poussaient vers le Canada. « Son pays
natal, dit son naïf historien, lui était une prison, son
cœur y était sur les épines ; que si elle les voulait
découvrir à son directeur pour les lui arracher, elles
étaient si abondantes et fichées si avant, qu'après
avoir bien travaillé, il perdait l'espérance d'en venir à bout (1). »

Enfin son directeur convaincu, par l'inutilité de
ses efforts sur une âme d'ailleurs si droite et si pure,
qu'elle obéissait à une inspiration d'en-haut, ne pensa
plus à la retenir. « C'est pourquoi, ayant invoqué
le Saint-Esprit, il lui dit de partir pour Paris le
mercredi d'après la Pentecôte, et que là elle s'adres-
sât au P. Charles Lallement qui avait soin des affaires du Canada (2). »

(1). M. Dollier de Casson, mss de la bibliothèque Mazarine, n°
2706, f° 16-18.
(2). Ibid.

III

DÉPART DE JEANNE MANCE POUR PARIS. — ACCUEIL QU'ELLE Y REÇOIT.

Jeanne était libre désormais de suivre son attrait; mais autant elle avait mis de confiance à attendre l'ordre de Dieu, autant elle apporta de prudence et d'humilité à entrer dans la voie nouvelle où allait s'engager sa vie. Elle fit ses préparatifs de départ sans révéler à sa famille le véritable motif de son voyage. Comme elle avait des parents à Paris, elle prétexta le désir de les aller voir; mais on ne laissa pas de supposer qu'elle avait quelque autre dessein bien différent du véritable. Plusieurs imaginèrent que Jeanne, qui était très-bien faite de corps, et qui ne manquait d'aucun des avantages extérieurs qui peuvent faire rechercher une personne dans le monde, cédait à la tentation d'aller se faire admirer à Paris.

Elle partit donc, emportant avec elle son secret; elle quitta, non certes sans un grand déchirement de cœur, cette chère petite ville où sa vie s'était jusqu'alors concentrée; elle fit à ses parents des adieux qu'elle seule savait devoir être éternels, et, le mercredi de la Pentecôte, 30 mai 1640, elle prit la route de la capitale.

Le directeur de Jeanne lui avait recommandé d'aller, aussitôt son arrivée à Paris, consulter le P. Lallement, qui était chargé par ses supérieurs des affaires du Canada. Jeanne descendit chez ses parents, dont la maison était située près de l'église Saint-Sulpice, et par conséquent dans le voisinage du noviciat des Jésuites où résidait le P. Lallement. Ce religieux, tout dévoué lui-même à l'œuvre du Canada, dont il attendait des fruits abondants pour la gloire de Dieu et le salut des âmes, l'encouragea vivement à suivre l'inspiration de la grâce qui la poussait à s'associer à cette œuvre.

Jeanne ne l'avait entretenu que deux fois, lorsque les affaires du Canada obligèrent ce Père à partir pour Lyon. Pendant son absence, elle alla consulter le célèbre P. de Saint-Jure, recteur du noviciat des Jésuites. Il l'écouta d'abord sans lui rien dire qui pût paraître approuver ou désapprouver sa détermination; mais, trois mois après, Jeanne ayant eu l'occasion de lui faire une visite en compagnie d'une dame de sa connaissance, le P. de Saint-Jure la retint, au moment où elles se retiraient, pour lui parler de sa vocation. Cette fois il lui donna l'assurance

la plus ferme qu'elle était dans l'ordre de la volonté
de Dieu, et que Dieu l'appelait à le servir dans la
Nouvelle-France. Il ajouta qu'il n'y avait plus de
motif pour elle de cacher ses desseins, qu'elle pouvait,
qu'elle devait même les faire connaître à ses parents
et à tout le monde.

Quelle ne fut pas la joie de cette âme qui n'avait
jusqu'alors souffert que par crainte de se tromper sur
ce que Dieu demandait d'elle ! Certaine, enfin, d'être
dans la voie où Dieu voulait qu'elle passât sa vie,
Jeanne se sentit transportée de bonheur. De retour
chez ses parents, elle leur découvre tout le mystère
de son voyage, dont jusque-là elle ne leur avait rien
fait pressentir. Leur étonnement fut extrême; son
dessein leur paraissait si étrange et si téméraire,
qu'ils firent tous les efforts imaginables pour l'en
détourner; mais l'âme de notre pieuse compatriote
était trop ferme et trop généreuse pour reculer devant le devoir, quelque pénible qu'en pût être l'accomplissement. Toutes les représentations de ses parents vinrent échouer devant sa constante résolution; la voix du sang et de la nature ne pouvait
étouffer la voix de Dieu dont Jeanne était et voulait
être à jamais la servante dévouée.

Comme toute la haute société de Paris et les prin-
ces eux-mêmes s'occupaient alors très-activement de

la colonisation chrétienne du Canada, la résolution
prise par Jeanne Mance de se dévouer à cette œuvre
fût bientôt connue de toutes parts. On s'émerveillait
de voir cette généreuse demoiselle venue du fond de
la Champagne, par une inspiration divine, pour s'en
aller bien loin de sa patrie, à travers les mers, se
dévouer au salut des infidèles. Jamais pareille
chose ne s'était présentée à l'admiration publique.

D'ailleurs, le mérite et la vertu de Jeanne Mance,
relevés par l'air de dignité et de noblesse qui dis-
tinguait son extérieur, la faisaient considérer dans
le monde autant que si elle eût été une demoiselle
de grande maison. Aussi des dames de condition dési-
rèrent la voir et l'interroger sur cette vocation si
extraordinaire et si généreuse. Madame la princesse
de Condé, Charlotte de Montmorency, madame la
chancelière, la reine elle-même prirent plaisir à s'entretenir avec elle (1). A toutes les demandes qu'on lui
adressait sur sa vocation si extraordinaire, Jeanne ne
répondait autre chose, sinon qu'elle savait bien que
Dieu voulait qu'elle passât dans le Canada, mais
qu'elle ignorait pourquoi ; et qu'elle s'abandonnait a-
veuglément à lui pour tout ce qu'il voudrait faire d'elle.

(1). L'abbé Charlet, dans sa *Suite des personnes illustres du
clergé du diocèse de Langres*, dit que mademoiselle Mance était
très-considérée de la reine-mère Anne d'Autriche.

IV

Rien n'engage Dieu à prendre soin de nous,
comme l'entier et confiant abandon de nous-même à
son service. Tous les saints ont fait l'expérience de
cette vérité ; Jeanne Mance nous en fournira une nouvelle preuve.

Vers la fin de l'année 1640, tandis que Jeanne attendait patiemment l'heure fixée par la Providence
pour l'accomplissement de ses desseins, un provincial
des Récollets, homme de grand mérite, le P. Rapin,
se rendit à Paris pour les affaires de sa communauté.
Jeanne Mance le connaissait particulièrement. Lorsqu'elle eut été informée de son arrivée, elle s'empressa de le visiter et de lui faire part de la grande
résolution qu'elle avait prise.

Le P. Rapin l'écouta avec un intérêt d'autant plus
vif que les religieux de sa compagnie avaient déjà
évangélisé la Nouvelle-France. Chassés en 1629 par
les Anglais, forcés d'abandonner leurs chrétientés
naissantes, ils comptaient, à la faveur de la protection

de la France, retourner bientôt dans ce pays, pour y
reprendre leurs travaux apostoliques. Le P. Rapin
accueillit donc avec joie la bonne nouvelle que lui
apprenait Jeanne Mance ; il la félicita vivement de la
résolution qu'elle avait prise avec tant de générosité
de se donner à Dieu pour le servir en ce pays dé-
pourvu de tout ce qui pouvait rendre la vie agréable :
« Il faut, lui dit-il en la quittant, que vous vous ou-
bliiez vous-même ; mais il est bon que d'autres prennent soin de vous. »

La personne à laquelle le P. Rapin avait l'intention
de recommander Jeanne Mance était madame de Bullion. Cette dame venait de perdre d'une manière
subite son mari, Claude de Bullion, surintendant des
finances ; elle se trouvait, par suite de cet accident
maîtresse d'une grande fortune, et libre de suivre
l'attrait que sa piété et sa charité lui donnaient pour
les bonnes œuvres. Le P. Rapin, qui était honoré de
la confiance de madame Bullion, avertit Jeanne Mance
de se tenir prête pour aller chez cette dame lorsqu'on
viendrait la chercher de sa part, ce qui eut lieu le
jour même, dans l'après-midi.

Jeanne Mance s'étant donc présentée chez madame
Bullion, où était dans ce moment le P. Rapin, cette
pieuse dame prit grand plaisir à l'entretenir. Tout
émerveillée du dessein qu'elle avait formé de passer

en Canada, elle la félicita de ses dispositions de parfait abandon entre les mains de Dieu, et, après une longue conversation, elle la pria de venir la revoir.

Jeanne se rendit à ses désirs. A la quatrième visite qu'elle lui fit, madame de Bullion lui communiqua le dessein qu'elle avait de fonder un hôpital dans la Nouvelle-France. Elle lui demanda en même temps s'il lui conviendrait d'en prendre la direction, ajoutant qu'elle lui assurerait les revenus nécessaires pour son entretien. Elle la priait même de s'informer à quelle somme s'élevait la fondation de l'hôpital de Québec, faite par madame la duchesse d'Aiguillon.

Jeanne Mance répondit à madame de Bullion que la faiblesse de sa complexion, jointe à sa mauvaise santé, ne permettait pas de faire grand fond sur les services qu'elle pourrait rendre dans un pareil établissement; que, cependant, elle s'abandonnait à Dieu pour se conformer en tout à son bon plaisir, soit pour prendre soin des malades, soit pour tous les autres emplois qu'il voudrait bien lui confier. Elle promit ensuite à madame de Bullion de s'informer de la somme employée par madame la duchesse d'Aiguillon pour la fondation de l'hôpital de Québec ; et, lorsque dans une nouvelle visite elle eut donné à madame de Bullion les renseignements qu'elle désirait sur ce point, cette pieuse et charitable dame lui fit entendre

qu'elle ne serait pas moins généreuse que la duchesse
d'Aiguillon.

Ainsi, sous l'action secrète de la Providence, se ma-
nifestaient de plus en plus les desseins de Dieu sur sa
servante ; la parole de la Sagesse s'accomplissait ainsi
pour elle : « La voie des justes est comme la lumière
qui se lève, croît, et grandit jusqu'à donner au jour
tout son éclat (1). »

(1). *Proverb.*, IV, 18.

V

Le printemps de 1641 était l'époque du départ de plusieurs navires chargés pour le Canada. C'était aussi le moment marqué par la divine Providence pour l'exécution de ses desseins sur notre courageuse compatriote. « Il n'était plus temps de parler, dit M. Dollier de Casson, il fallait agir ; c'est ce à quoi notre demoiselle se prépara avec une gaieté et une promptitude non-pareille. »

Fidèle à la promesse qu'elle avait faite à Jeanne Mance devenue son amie, madame de Bullion lui remit, lorsqu'elle vint lui faire ses adieux, une bourse de douze cents livres, en lui disant : « Recevez les arrhes de ma bonne volonté, en attendant que je fasse le reste, lorsque vous m'aurez écrit le lieu où vous serez et que vous m'aurez informée de l'état des choses. »

La véritable charité aime à demeurer inconnue, elle cache volontiers ses bonnes œuvres, ainsi que nous l'a recommandé le Sauveur. Madame de Bullion, dont l'humilité égalait la générosité, fit à Jeanne

Mance une sorte d'obligation de ne la nommer à personne, et même de ne lui écrire que sous l'adresse du P. Rapin.

Ce fut sans doute dans cette occasion que, pour donner à Jeanne un gage de la vive et profonde amitié qu'elle lui portait, elle lui fit présent de son portrait renfermé dans une boîte d'agate montée en or et enrichie de pierreries. Enfin, ces deux âmes si bien faites pour s'aimer se séparèrent, non sans une peine très-sensible, surtout du côté de madame de Bullion, qui, désirant plus encore de sacrifier sa personne que sa fortune au Canada, portait une sainte envie à son amie si courageuse et si dévouée.

Pleine de confiance en celui qui avait jusqu'alors si manifestement pris soin de sa servante, Jeanne se disposait en toute hâte à partir pour le Canada, sans savoir encore quelle sorte de service Dieu l'appelait à lui rendre dans ce pays. Elle avait à choisir, pour s'embarquer, soit un des ports de la Normandie, soit celui de La Rochelle. Ses parents, la voyant inébranlable dans sa résolution de partir pour le Canada, auraient souhaité qu'elle s'embarquât en Normandie ; ils désiraient l'accompagner jusqu'au bord du navire, et peut-être espéraient-ils réussir à la retenir avec eux par un suprême effort. Mais cette âme généreuse ne voulut pas attendre plus longtemps à rompre les liens de la chair et du sang, et elle se détermina de préférence à s'embarquer à La Rochelle, où ses parents ne pouvaient entreprendre de l'accompagner. Elle savait, d'ailleurs, que plusieurs prêtres devaient y prendre aussi passage pour le Canada, et elle s'assurait ainsi l'avantage de n'être privée ni de la sainte messe, ni des secours spirituels pendant le voyage qui était long et périlleux.

Immédiatement avant son départ de Paris, en récompense, sans doute, de son admirable abandon à la volonté divine, Jeanne reçut de Dieu une sorte de connaissance de ce qui devait lui arriver tant à La Rochelle que dans la Nouvelle-France. Elle en fit part à plusieurs personnes de grande sainteté dont elle reçut les encouragements. Une sainte veuve, Marie Rousseau, dont les conseils étaient recherchés de tout ce que Paris comptait alors d'âmes parfaites, disait, en parlant de Jeanne Mance, qu'elle l'estimait une des plus grandes âmes de son temps, et que Dieu s'était servi d'elle pour fonder l'Église au Canada.

Ainsi soutenue et réjouie par l'assurance que lui donnaient tant de lumières intérieures et extérieures, Jeanne se mit en route pour La Rochelle le lendemain même du jour où elle avait fait ses adieux à madame de Bullion. L'état de sa santé chétive et délicate aurait dû, ce semble, la détourner d'entreprendre un si

ong voyage ; on aurait pu croire qu'il serait au-dessus
e ses forces ; mais lorsque Dieu appelle une âme, il
ui donne les secours dont elle a besoin pour corres-
ondre à sa vocation. Jeanne surmonta sans défail-
nce toutes les fatigues de ce voyage. Dieu la proté-
eait visiblement ; il disposait tellement les cœurs en
faveur, qu'on ne pouvait la voir sans l'estimer aus-
tôt, et que partout, dans les hôtelleries où elle s'ar-
tait, après l'avoir accueillie avec un empressement
une obligeance qui n'étaient pas ordinaires, à peine
ulait-on recevoir son argent. « Il est vrai, dit
. Dollier de Casson, qu'il était bien juste que Dieu
i est le maître de tout le monde, lui donnât la grâce
gagner les cœurs d'un chacun, pour la récompenser
ce que, faible et seule comme elle était, elle osait
anmoins tout entreprendre pour sa gloire, sous l'es-
rance de son unique soutien. »

VI

JEANNE MANCE A LA ROCHELLE. — SON ENTREVUE AVEC M. DE LA
DAUVERSIÈRE. — ELLE EST DE PLUS EN PLUS ASSURÉE DE SA
VOCATION.

Jeanne arriva enfin à La Rochelle. Comme elle ne
connaissait personne dans cette ville, elle descendit
au hasard dans la première auberge venue. Il se trouva
que cette maison était située tout près de l'église des
Jésuites. Dès que Jeanne en fut informée, elle s'empressa d'aller saluer le P. Laplace, qu'elle avait vu
à Paris, et qui se disposait aussi à s'embarquer pour
le Canada. Le P. Laplace, qui connaissait la résolution de Jeanne, fut très-content de la voir, d'autant
plus qu'il avait craint qu'elle n'arrivât à La Rochelle
qu'après que les navires auraient mis à la voile. Il
l'entretint des affaires du Canada, et lui apprit qu'une
Compagnie s'était formée à Paris, entre plusieurs personnes de distinction, pour la colonisation de Montréal, et que plusieurs délégués de cette Compagnie
se trouvaient à La Rochelle afin de diriger le départ
des recrues qu'on envoyait à Montréal pour protéger
les colons. Puis il lui demanda chez qui elle logeait.

Jeanne était descendue, sans le savoir, chez une huguenote ; le P. Laplace la fit conduire ailleurs, sans qu'elle lui en eût fait la demande.

Parmi les personnes que leur zèle pour l'extension de la religion en Canada avait amenées à La Rochelle, se trouvait un gentilhomme nommé Le Royer de la Dauversière. Receveur des finances à La Flèche, père d'une nombreuse famille, il semblait que sa vie dût être absorbée par les occupations de sa charge et l'éducation de ses enfants ; pourtant Dieu l'appelait à de plus grandes choses. Avant même que l'île de Montréal ne fût colonisée, il reçut des communications surnaturelles qui l'appelaient à instituer un nouvel ordre de religieuses hospitalières, qui honoreraient saint Joseph comme guide et gouverneur de Jésus-Christ pauvre, roi des pauvres et fondateur de la pauvreté évangélique ; il devait ensuite établir dans l'île de Montréal un hôtel-Dieu qui serait desservi par les filles de cet institut.

Tout impossible que parût l'exécution de cette mission divine, M. de la Dauversière l'entreprit. Le savant auteur des *Mémoires pour servir à l'histoire de l'Amérique du Nord* a décrit en détail l'origine et les progrès de cette œuvre confiée par la providence de Dieu à l'homme qui semblait être le plus incapable de la mener à bonne fin, dénué qu'il était des biens de la fortune et de tout ce qui peut donner ici-bas quelque influence humaine. Mais la sainteté suffit, et M. de la Dauversière était un grand saint.

L'institut fut fondé à La Flèche en 1636 ; restait l'œuvre de Montréal. En 1639, M. de la Dauversière fit le voyage de Paris pour chercher les moyens d'accomplir cette grande entreprise. Une vision céleste, dont il fut favorisé dans l'église de Notre-Dame, lui promit le secours de la Sainte-Famille, et lui fit connaître distinctement les personnes qui devaient s'associer à lui pour cette œuvre.

La première fut M. Olier, le fondateur de la Compagnie de Saint-Sulpice ; M. de la Dauversière le rencontra dans la galerie du château de Meudon. Sans s'être jamais vus, sans avoir jamais entendu parler l'un de l'autre, ces deux serviteurs de Dieu coururent s'embrasser comme des amis qui se retrouveraient après une longue séparation, et se saluèrent mutuellement par leurs noms. Ces deux hommes avaient reçu de Dieu les mêmes lumières sur l'île de Montréal.

C'était en 1639 que M. Olier et M. de la Dauversière se voyaient pour la première fois. Au printemps de 1641, ils avaient formé une *Société de Notre-Dame du Montréal*, acquis la propriété de l'île, levé une recrue d'ouvriers habiles, d'hommes forts et coura-

geux, et reçu du roi un gouverneur de l'île nommé
M. de Maisonneuve, gentilhomme champenois. M. de
la Dauversière présidait à l'embarquement à La Rochelle, au moment où Jeanne Mance y arrivait elle-
même poussée par la main de Dieu.

A la veille du départ, les associés s'étaient aperçus
qu'il leur manquait un secours absolument indispen-
sable et que tout leur argent ne pouvait leur procurer:
c'était une femme intelligente et sage, d'un courage
héroïque et d'une mâle énergie, qui consentît à les
suivre en ce pays barbare, pour prendre soin des
denrées et des subsistances de la colonie, et pour servir
en même temps d'hospitalière aux malades et aux
blessés. Les sœurs du nouvel institut de La Flèche
n'étaient pas encore en mesure de fournir ce secours,
à cause de léur petit nombre et de l'engagement
qu'elles avaient de prendre soin de l'hôtel-Dieu de La
Flèche. Mais le secours était tout près d'eux, alors
qu'ils ne savaient où le chercher.

Le lendemain du jour où Jeanne avait visité le
P. Laplace, elle eut le désir d'aller prier à l'église des
Jésuites. Au moment où elle arrivait à la porte de
cette église, M. de la Dauversière en sortait. Alors
ces deux personnes, qui jamais ne s'étaient vues, ni
n'avaient entendu parler l'une de l'autre, furent su-
bitement éclairées d'une lumière surnaturelle qui leur

découvrit mutuellement leurs pensées les plus secrètes. M. de la Dauversière salua Jeanne par son nom, et elle le salua par le sien. En un instant Dieu leur imprima dans l'esprit une connaissance si claire de leurs desseins mutuels, qu'ils ne purent d'abord faire autre chose que le remercier de ses faveurs.

On ne nous a pas appris en détail tout ce qui dut se passer entre ces deux grandes âmes unies ainsi par Dieu même pour l'accomplissement de ses desseins. Tout ce qu'on en a su, c'est que Jeanne Mance en conserva toujours le souvenir présent, et que ce souvenir excitait en son cœur de si vifs sentiments de reconnaissance envers la bonté divine, même après de nombreuses années, qu'on ne pouvait l'entendre parler de ces choses sans être saisi d'admiration. « Elle parlait de ces matières comme un séraphin, dit la sœur Morin dans ses *Annales des hospitalières de Montréal*, et bien mieux que plusieurs docteurs n'auraient su le faire. »

M. de la Dauversière exposa ensuite à Jeanne le dessein et les vues des personnes associées en faveur de l'île de Montréal. Dieu, dit-il, venait de leur donner, dans la personne de M. de Maisonneuve, un homme capable de former l'établissement et de le défendre au dehors contre les sauvages; et elle était aussi envoyée par Dieu pour avoir soin du dedans et pour servir les malades et les blessés. Il la priait, en conséquence, de vouloir bien être reçue au nombre des associés de la Compagnie de Montréal.

Jeanne hésitait à accepter cette offre. Comment pouvait-elle entrer dans une société composée de personnes fort riches, elle qui n'avait pour subsister qu'une petite pension viagère? Et puis, elle craignait qu'au lieu de rendre service à la Compagnie, elle ne lui devînt à charge, à cause de la délicatesse de son tempérament et de sa mauvaise santé. « Si je fais ce que vous me proposez, dit-elle, à M. de la Dauversière, j'aurai plus d'appui sur la créature et moins à attendre du côté de la Providence de laquelle je veux dépendre uniquement. » — « Vous n'en serez pas moins fille de la Providence, reprit M. de la Dauversière; car cette année nous avons fait une dépense de soixante-quinze mille livres, et je ne sais pas où nous prendrons le premier sou pour l'an prochain. Je suis certain, il est vrai, que cet ouvrage est de Dieu et qu'il le fera réussir; mais comment le fera-t-il? je l'ignore. »

Jeanne se trouvait ainsi rassurée; elle était certaine de vivre dans l'abandon entier à la Providence. Cependant, pour ne négliger aucun des moyens qu'elle avait de s'éclairer sur la volonté divine, elle demanda de prendre l'avis du P. de Saint-Jure, son

directeur. « Ne perdez donc pas de temps, dit alors
M. de la Dauversière, et écrivez au P. de Saint-Jure
par le prochain courrier. » Elle le fit aussitôt, et
écrivit en même temps à plusieurs autres personnes,
afin d'avoir leur avis sur son entrée dans cette société. Toutes, aussi bien que le P. de Saint-Jure, lui
répondirent qu'il n'y avait pas lieu d'hésiter, qu'en
acceptant l'union qu'on lui proposait elle était assurée
d'accomplir la volonté de Dieu. Jeanne n'eut pas
plus tôt reçu ces réponses, qu'elle s'empressa de les
communiquer à M. de la Dauversière, et le jour même
elle fut admise avec une grande joie au nombre des
associés, qui bénissaient Dieu du secours qu'il envoyait à leur Compagnie.

Il restait encore quelques jours avant de faire
voile ; Jeanne les utilisa au profit de l'œuvre à laquelle elle venait de dévouer sa vie. Elle pria M. de
la Dauversière de mettre par écrit un exposé de ce que
les associés avaient dessein d'accomplir à Montréal, et
de lui en donner des copies, afin qu'elle pût les envoyer à madame la princesse de Condé, à madame la
chancelière, et aux autres dames qui avaient voulu
la voir à Paris, surtout à madame de Bullion de qui
elle espérait davantage encore. M. de la Dauversière,
jugeant que ce conseil était très-sage, rédigea l'écrit
en question et en fit plusieurs copies qu'il lui mit

2.

entre les mains. A chaque copie Jeanne joignit une lettre, et fit de ces deux pièces autant de paquets séparés, qu'elle remit ensuite à M. de la Dauversière lui-même, afin qu'il pût s'en servir selon sa prudence, lorsqu'il serait à Paris.

Mais lorsque le vaisseau sur lequel Jeanne devait monter n'attendait que l'heure de mettre à la voile, elle éprouva une peine très-vive en pensant qu'elle allait se trouver seule de son sexe au milieu d'une troupe de soldats et dans un pays inconnu. Dieu la délivra de cette appréhension : le jour même, une lettre de Dieppe apprenait à M. de la Dauversière que deux des ouvriers engagés pour Montréal n'avaient consenti à s'embarquer dans ce port qu'en emmenant leurs femmes avec eux ; que, de plus, une vertueuse fille de Dieppe, animée du désir d'aller à Montréal pour y servir Dieu, était entrée de force dans le vaisseau qui démarrait du port. Jeanne, avant de s'embarquer, eut donc l'assurance, non-seulement de trouver des compagnes à Montréal, mais d'y avoir une fidèle assistante pour l'aider à soigner les malades. Ainsi se réalisaient toutes les choses que Dieu lui avait fait savoir avant son départ de Paris, et tout cela donnait à son cœur une joie égale à la fermeté de sa résolution d'être à Dieu.

VII

La traversée de France en Amérique n'était pas, au
XVIIe siècle, ce qu'elle est aujourd'hui, un court et facile
voyage, une sorte de partie de plaisir. Un certain
courage était nécessaire, soit pour supporter les ennuis du trajet que n'abrégeaient point alors les forces
de la vapeur, soit pour affronter les périls de naufrage, auxquels les constructions navales de nos pères
étaient plus exposées que les nôtres.

Trois vaisseaux partaient en même temps pour le
compte de la Compagnie de Montréal : l'un sortait du
port de Dieppe et les deux autres du port de La Rochelle. Le navire qui portait Jeanne Mance fit une
heureuse traversée ; elle eut la satisfaction d'arriver
sans accident à Québec le 3 août 1641. Mais l'autre
navire, qui était parti de La Rochelle en même temps,
éprouva de grands retards et donna de vives inquiétudes.

Tandis que Jeanne attendait avec anxiété l'arrivée
de ses compagnons de voyage, les autorités de Québec

s'efforçaient de la déterminer à y fixer sa résidence.
On voulait l'y retenir, dans la crainte qu'en l'absence
de M. de Maisonneuve les colons se rendant à Montréal n'y fussent massacrés par les Iroquois. « Chacun
portait surtout une tendre compassion à mademoiselle
Mance. Le mérite distingué de cette demoiselle faible
et délicate, ses rares qualités, sa politesse exquise,
tout l'ensemble de sa personne inspirèrent pour elle
un si vif intérêt, qu'on lui fit toutes sortes d'instances
pour la détourner du dessein d'aller à Montréal ; et on
'a pressait avec d'autant plus de persistance que ses
services étant nécessaires à M. de Maisonneuve, si
l'on parvenait à la faire changer de résolution, tous les
autres se verraient dans la nécessité de renoncer au
projet d'aller s'établir à Montréal. Mais, ni la crainte
des Iroquois, ni les autres motifs qu'on lui alléguait,
quelque bien fondés qu'ils fussent, ne purent rien sur
son cœur (1). »' Jeanne résista avec d'autant plus de
fermeté, que Dieu lui avait fait connaître, avant son
départ de Paris, tous les obstacles qu'elle rencontre-
rait à Québec.

Cependant le navire que les tempêtes avaient re-
tardé dans sa course arriva, portant M. de Maisonneuve, chef civil et militaire de l'entreprise. C'était
le 20 août 1641. La saison se trouvait trop avan-

(1). *Histoire de la colonie française au Canada*, t. 1, p. 420.

cée pour songer à s'établir dans l'île de Montréal où il
n'y avait ni maisons construites, ni rien de préparé pour
les colons. Force fut donc de passer l'hiver à Québec
sans savoir où se loger dans ce pays où le froid est
très-rigoureux. Les autorités, jalouses de l'établissement projeté, se montraient peu gracieuses à l'égard
des nouveaux venus ; mais la Providence vint à leur
secours.

Plusieurs personnes, touchées du dévouement, du
désintéressement des colons, et surtout du rare mérite
et de la haute vertu de Jeanne Mance et de M. de Maisonneuve, se sentirent portées à leur faire du bien. Un
vénérable vieillard, le plus riche propriétaire du Canada, voulut les loger tous et se charger de leur entretien. Il ne se borna pas à cette marque de charité ;
appréciant leur œuvre comme elle méritait de l'être,
il les pria de le recevoir pour associé, et leur donna
sur-le-champ tous ses meubles, ses bestiaux et ses
deux maisons.

La colonie s'installa donc dans cet asile ouvert par
la Providence. L'hiver se passa à préparer tout ce qui
était nécessaire pour le printemps, les barques et les
meubles de tout genre.

Cependant Jeanne Mance, chargée de tous les détails du ménage, distribuait avec intelligence à chacun
les vivres et les diverses fournitures dont elle avait

seule l'administration ; et quoiqu'elle ne fut âgée que d'environ trente-six ans, sa vertu et toutes ses qualités distinguées lui conciliaient à un si haut degré l'estime et le respect de ces soldats, que tous l'honoraient comme si elle eût été leur mère, et avaient pour ses moindres volontés une soumission d'enfant. Ils recevaient même de sa main les munitions de guerre aussi bien que le reste (1). »

Le 8 mai 1642, tous les préparatifs étant terminés, on partit en barques pour l'île de Montréal, avec le bienfaiteur de la colonie, le vénérable M. Puiseaux. Le 17, l'île tant désirée parut aux yeux des colons qui la saluèrent par des cris de joie et des cantiques d'action de grâces. La campagne était alors dans toute sa beauté. « Mademoiselle Mance m'a raconté plusieurs fois, rapporte à ce sujet la sœur Morin, que le long de la grève, plus de demi-lieue avant d'arriver, on ne voyait que prairies émaillées de fleurs qui, par la variété de leurs couleurs et de leurs formes, offraient un agréable et riant spectacle (2). »

Le 18 mai, l'expédition débarqua à l'endroit de l'île désigné pour y fonder l'établissement. En touchant cette terre, objet de leurs espérances et but de leur dévouement, tous ces pieux colons se jetèrent à ge-

(1). *Histoire de la colonie française au Canada*, t. 1, p. 430.
(2). Ibid., p. 439.

noux en chantant des psaumes et remerciant la bonté divine qui les avait conduits au terme de leurs désirs. Ils voulurent aussitôt mettre Notre-Seigneur en possession de cette terre qu'ils venaient assujétir à son empire, et, par les soins de Jeanne Mance, un autel s'éleva sur le rivage. Quelle ne fut pas la joie de cette sainte fille de se voir choisie de Dieu pour préparer de ses mains le premier autel qui lui fut élevé en cette colonie ! Le saint sacrifice fut aussitôt offert par le prêtre qui s'était dévoué aux besoins spirituels des colons, et le très-saint Sacrement demeura exposé pendant toute cette première journée, recevant en cette terre bénie des adorations et des hommages qui ne devaient point connaître d'interruption.

VIII

ÉTABLISSEMENT DE LA COLONIE. — PIÉTÉ DES COLONS. — LEUR
ZÈLE POUR LA CONVERSION DES IROQUOIS. — FOI DE M. DEMAISON-
NEUVE, GOUVERNEUR DE L'ÎLE.

Les lettres que Jeanne Mance avait remises à M. de
la Dauversière, avant son départ de La Rochelle, furent bien accueillies des personnes auxquelles elle
les avait adressées. Le dessein si éminemment chrétien de M. de la Dauversière fut goûté et apprécié par
plusieurs personnes de haute condition, qui deman-
dèrent à coopérer à son œuvre. Bientôt l'association
pour la colonisation chrétienne de Montréal compta
environ cinquante membres, parmi lesquels des ducs,
des comtes, des magistrats, et des dames de la haute
noblesse.

Madame de Bullion ne manqua point aux promes-
ses qu'elle avait faites à Jeanne Mance avant son départ; et l'amitié qu'elle lui portait peut se mesurer à
la générosité de ses dons. Elle dépensa, en effet, de
cinquante à soixante mille écus pour l'œuvre de Montréal, sans jamais vouloir, dans son humilité, être

3

autrement désignée que sous le nom d'une *bienfai-*
trice inconnue.

Le désir que madame de Bullion avait exprimé à
Jeanne Mance de fonder un hospice en Canada fut
réalisé en 1643. Cette charitable dame donna, pour
le commencer, quarante-deux mille livres, dont trente-
six mille devaient être placées en rentes pour l'hôpital et six mille employées à en construire les premiers
bâtiments. En même temps elle envoya à Jeanne
Mance deux mille livres pour son usage personnel;
c'est ainsi que Dieu répondait par sa providence pa-
ternelle au généreux abandon de cette sainte fille à
son service.

La colonie venait de s'établir, et tout était en paix.
Les Iroquois ne connaissant pas encore ce nouvel établissement des Français, on eut le temps de bâtir et
de se fortifier. Le 19 mars 1643, le fort était achevé
et armé de canons, dont le premier usage fut de célébrer la fête de saint Joseph, le glorieux chef de la
Sainte-Famille, choisi par les colons pour être le
patron du pays.

Villemarie (c'était le nom que portait la ville
naissante, placée, ainsi que l'île entière, sous le pa-
tronage de la Mère de Dieu) se composait d'un fort,
d'un grand bâtiment qui servait au logement de
soixante-dix personnes, et d'une chapelle dédiée à

la sainte Vierge. Le service paroissial y était fait par deux Pères Jésuites. Tous les dimanches le pain bénit était offert à la messe, et les offices s'y faisaient avec le même ordre qu'en une paroisse de la mère-patrie. Une fois par semaine, le jeudi, à la fin du jour, les ouvriers quittant leur travail venaient à l'église recevoir la bénédiction du très-saint Sacrement, et s'édifier mutuellement par les pratiques de la piété la plus fervente.

Cette petite paroisse présentait une fidèle image de la primitive Église. Quelques-uns des ouvriers vivaient en leur particulier, la plupart en commun, comme dans une sorte d'auberge. Rien n'y était mis sous clef. Ceux qui avaient plus d'aisance donnaient à ceux qui possédaient moins, et sans attendre qu'ils leur demandassent. Tous ces colons restèrent près de onze ans enfermés dans le fort, sans que, durant tout ce temps, il y eût entre eux aucun différend qui pût blesser la ferveur de la charité. Ceux à qui il échappait quelques paroles trop vives en demandaient pardon, avant de se coucher, à ceux qu'ils avaient offensé de la sorte, et aussi exactement qu'on aurait pu le pratiquer dans un monastère plein de régularité et de ferveur (1).

La même charité qui tenait si étroitement unis les

(1) *Annales des hospitalières de Villemarie*, par la sœur Morin.

colons de Villemarie, les portait à procurer aux peuplades sauvages du Canada le bienfait de la foi chrétienne. Dans leur vif désir d'y réussir, sachant que
la conversion des cœurs est l'œuvre surtout de la
grâce de Dieu, ils formèrent entre eux une confrérie
dont le but spécial était de demander la conversion
de ces pauvres sauvages infidèles. A cette intention,
ils faisaient souvent un pèlerinage à une croix que
M. de Maisonneuve avait érigée sur une montagne
voisine de Montréal, en reconnaissance d'une grâce
obtenue de Dieu dans les circonstances suivantes.

Au mois de mai 1642, lorsque M. de Maisonneuve
choisit un terrain pour l'emplacement du fort de Villemarie, comme il n'avait point encore séjourné dans
ce pays, il ne prévit pas que le fleuve Saint-Laurent
pourrait, malgré sa largeur, qui est environ de trois
quarts de lieue dans cet endroit, sortir de son lit et
inonder les terres voisines. Il fut donc très-désagréa-
blement surpris lorsque au mois de décembre ce
fleuve, s'étant mis à déborder, couvrit en peu d'instants tous les environs du fort. Tous les colons s'y
étaient retirés, et recouraient à la prière pour détourner ce fléau; le péril était imminent: la petite rivière sur la rive de laquelle le fort était construit
commençait elle-même à se déborder, lorsque M. de
Maisonneuve, inspiré par un vif sentiment de cette

foi à laquelle Dieu ne refuse rien, eut la pensée
d'aller planter une croix au bord de cette rivière,
dans l'intention d'obtenir de Dieu qu'il lui plût de la
retenir dans son lit, si cela devait tourner à sa gloire,
ou qu'il fît connaître dans quel autre lieu de cette île
il voulait être servi, s'il permettait que les eaux vins-
sent à envahir la nouvelle habitation.

Il fait part de son dessein aux Pères Jésuites, qui
l'approuvent, et il en expose les motifs aux colons,
dans un écrit qu'il fait lire publiquement, pour que
tous, connaissant ses intentions, s'unissent de cœur à
lui, dans l'acte religieux qu'il va faire. Puis, prenant
une croix, il s'avance au bord de la rivière, y plante
la croix, au pied de laquelle il attache l'écrit, et pro-
met à Dieu de porter lui seul une autre croix sur la
montagne de Montréal, s'il lui plaît d'exaucer sa demande.

Dieu qui voulait, sans doute, mettre à l'épreuve la
foi de ces pieux colons, sembla ne pas écouter leur
prière. Les eaux, franchissant la rive, roulaient coup
sur coup de grosses vagues qui bientôt eurent rempli
les fossés du fort ; elles s'élevèrent enfin jusqu'au seuil
de la porte, menaçant d'entraîner dans leur furie les
magasins où étaient renfermés les munitions de
guerre, les effets et tous les vivres nécessaires à la
subsistance des colons. Cependant, quelque alarmant

que fût ce spectacle, il ne souleva ni murmure, ni
crainte dans le cœur de ces fervents chrétiens, quoiqu'on fût au cœur de l'hiver, à la nuit même de
Noël. M. de Maisonneuve, surtout, ne perd pas courage ; il espère voir le fruit de sa prière, qui ne tarde
pas, en effet, à être exaucée. Car les eaux, après s'ê-
tre arrêtées peu de temps au seuil de la porte, sans
passer plus avant, se retirent insensiblement et lais-
sent la colonie hors de danger.

Plein de reconnaissance envers la bonté divine,
M. de Maisonneuve s'empressa de s'acquitter de sa
promesse. Il fit ouvrir un chemin du fort à la montagne, et mit lui-même la main à l'œuvre afin d'encourager les autres par son exemple. Le jour de l'É-
piphanie 6 janvier 1643, tout étant prêt, la croix fut
bénite solennellement, et la procession se mit en marche
pour la montagne. M. de Maisonneuve, qui avait
chargé cette croix sur son épaule, la porta lui seul,
quoiqu'elle fût très-lourde, l'espace d'une lieue, par
un chemin difficile et escarpé. D'autres colons portaient
les pièces de bois destinées pour le piédestal ou pour
l'autel. Lorsqu'on fut arrivé au sommet de la montagne, M. de Maisonneuve y planta lui-même la croix, au
pied de laquelle on dressa l'autel, et l'un des Pères
Jésuites y célébra aussitôt la sainte Messe.

Cette croix, où on avait enchâssé de précieuses reli-

ques, devint depuis ce jour l'objet de pieux pèlerinages. C'est là que se rendaient processionnellement les
associés de la confrérie pour la conversion des sauvages. Jeanne Mance et les dames de la colonie y allaient
à pied, jusqu'à neuf jours de suite, sans se laisser arrêter par la fatigue de gravir cette montagne rude et
escarpée. « Les personnes qui pouvaient quitter l'habitation, dit la sœur Bourgeoys, allaient y faire des
neuvaines, à dessein d'obtenir la conversion des sauvages, et de les voir venir avec soumission pour être
instruits. Il se rencontra qu'un jour, de quinze à seize
personnes qui y étaient allées, pas une ne pouvait
servir la sainte Messe ; mademoiselle Mance fut obligée
de la faire servir par un enfant, en lui aidant à pro-
noncer les réponses. Tout cela se faisait avec bien de
la piété. » Des prières si ferventes ne tardèrent pas à
être exaucées, et beaucoup de Hurons et d'Algonquins
vinrent d'eux-mêmes chercher à Villemarie la lumière
et la grâce de l'évangile. Pour leur donner l'instruction religieuse, on les assemblait à l'hôpital : un jour
les femmes, un autre les enfants et un autre jour
les hommes ; et Jeanne Mance, ravie de les voir ac-
courir de la sorte, leur faisait toujours festin dans
ces occasions.

IX

La paix extérieure en laquelle s'était passée la première année du séjour des colons à Montréal fut brusquement troublée, au mois de juin 1643, par les Iroquois, l'une des plus puissantes tribus du Canada. Ces féroces sauvages nourrissaient une haine mortelle contre les Français depuis l'année 1609, où Champlain, poussé par la cupidité des marchands associés pour la traite des pelleteries, leur avait fait éprouver pour la première fois les terribles effets des armes à feu. De ce moment ils devinrent les irréconciliables ennemis des Français et de leurs alliés au Canada, et cette malheureuse guerre eut pour la colonie les suites les plus funestes. « Les Iroquois, vrai fléau de notre Eglise naissante, écrivait, en 1642, le P. Vimont, missionnaire à Québec, perdent et détruisent nos néophytes avec les armes et le feu ; ils ont juré une guerre cruelle à nos Français ; ils bouchent tous les

3.

passages de notre grande rivière, empêchent le commerce, et menacent de ruiner tout le pays. »

Au commencement de juin 1643, un parti d'Iroquois attaqua brusquement six Français occupés à travailler dans les bois, et dont trois furent tués et les trois autres emmenés en captivité. Ce fut le commencement d'une suite d'hostilités qui tint les colons de Villemarie dans de continuelles alarmes. Aussi s'empressa-t-on de construire l'hôpital destiné à recevoir les malades et les blessés; il fut terminé le 8 octobre 1644, et Jeanne Mance y fixa dès lors sa demeure. C'était un grand bâtiment en bois, de soixante pieds de long sur vingt-quatre de large, comprenant une cuisine, une chambre pour mademoiselle Mance, une autre pour les servantes, et deux pièces pour les malades; la chapelle seule, de neuf à dix pieds carrés, était construite en pierre et voûtée. Il n'était pas plus tôt achevé, qu'il se trouva assez de malades et de blessés pour le remplir, à cause des attaques journalières des Iroquois, et Jeanne Mance comprit combien était nécessaire l'œuvre de charité pour laquelle Dieu l'avait envoyée en Canada.

Aussi écrivait-elle à madame de Bullion : « D'abord que la maison où je suis a été construite, incontinent elle a été garnie; et le besoin qu'on en a, fait voir la conduite de Dieu en cet ouvrage. C'est

pourquoi, si vous pouviez faire encore une charité,
qui serait que j'eusse ma subsistance pour moi et pour
ma servante, et que les vingt mille livres de rente,
que vous avez données, fussent entièrement destinées
aux pauvres, on aurait meilleur moyen de les assister.
Voyez ce que vous pouvez faire là-dessus. J'ai de la
peine à vous le proposer, parce que j'ai de la peine
à demander. Mais vos bontés sont si grandes,
que j'aurais peur d'un reproche éternel, si je manquais
à vous mander les besoins que je sais. »

L'excellente amie de Jeanne Mance s'empressa de
répondre au désir qu'elle lui exprimait en sa lettre ;
elle alla même au delà. « J'ai plus d'envie, lui écri-
vit-elle en 1645, de vous donner les choses nécessaires,
que vous n'en avez de me les demander. Pour cela
j'ai mis vingt mille livres entre les mains de la Compagnie de Montréal pour vous les placer à rente,
afin que vous serviez les pauvres sans leur être à
charge ; et outre cela je vous envoie deux mille livres. »

Cette même année 1645, la Compagnie de Montréal
envoya à Jeanne Mance le premier ameublement pour
sa maison : d'abord le mobilier de la chapelle, puis
le mobilier nécessaire à l'hôtel-Dieu, ainsi que des
provisions de médicaments et des instruments de chi-
rurgie. Elle envoya aussi quelques bêtes à cornes et

vingt brebis, le Canada n'offrant alors aucunes ressources de cette nature.

Comme le nombre des blessés augmentait de jour
en jour à cause des continuelles attaques des Iroquois,
Jeanne Mance fut obligée de s'adjoindre deux nouvelles servantes. Sa consolation la plus douce, dans
ce laborieux ministère de charité, était de penser
qu'elle accomplissait ainsi les desseins de Dieu et pré-
parait les voies à l'établissement des sœurs de Saint-
Joseph dans le pays. L'avantage qu'elle avait de posséder le très-saint Sacrement auprès d'elle, dans la
petite chapelle de l'hôpital, mettait le comble à son
bonheur ; rien n'est plus doux, rien ne rend le travail
plus joyeux que la présence de Celui pour lequel on
travaille, et dont l'amour encourage au dévouement et
au sacrifice.

Après l'amour de Dieu, il n'est point de plus solide
appui que l'amitié chrétienne. Jeanne Mance avait eu
le regret de se voir privée de la présence de deux
personnes auxquelles la grâce l'avait saintement unie :
M. de Puizeau, qui était repassé en France, accablé
d'infirmités, et madame de la Peltrie, rappelée à
Québec auprès de ses Ursulines. Dieu ménagea à cette
sainte fille une douce consolation, en conduisant à
Villemarie une famille aussi honorable que chrétienne,
avec laquelle elle ne cessa depuis d'avoir les rapports

les plus intimes. Deux pieux époux, M. et madame d'Ailleboust, vinrent en 1643 se joindre à la colonie. Dès 1641, M. d'Ailleboust était tout disposé à s'associer à M. de Maisonneuve pour le seconder dans la fondation de Montréal ; mais sa femme ne se sentait pas le courage de le suivre sur cette terre lointaine; elle était d'ailleurs atteinte d'une maladie qu'on croyait être mortelle. Cette dame ayant été guérie miraculeusement à Notre-Dame, se trouva en même temps tout autrement disposée à l'égard du Canada ; elle s'associa à la Compagnie de Montréal, ainsi que son mari, et s'embarqua avec lui, en 1643, pour Villemarie, où elle conduisit sa sœur, mademoiselle de Boullongne, personne d'un grand mérite et d'une éminente piété. Dieu avait inspiré à ces trois personnes un vif désir de se consacrer à son service, en se dévouant pour le bien de la colonie de Montréal. M. d'Ailleboust se mit à la disposition de M. de Maisonneuve qui le fit son lieutenant ; et il devint plus tard gouverneur du Canada. Tandis que ce digne gentilhomme contribuait, par sa valeur militaire, à protéger la colonie naissante, sa femme et sa belle-sœur édifiaient les colons par l'exemple de leurs rares vertus. Les braves gens de la colonie avaient plus de confiance dans la prière de ces saintes femmes que dans les épées et les mousquets des soldats, et ils les

regardaient comme les plus puissants défenseurs de
l'établissement de Villemarie. Une tendre affection se
forma bientôt, pour ne jamais se briser, entre madame d'Ailleboust, mademoiselle de Boullongne et
Jeanne Mance qu'elles honoraient comme une sainte.
Elles étaient habituellement auprès d'elle, et lorsque
madame d'Ailleboust eut perdu son mari, Jeanne
Mance la reçut dans sa propre maison tout le temps
que cette pieuse veuve resta encore à Villemarie.

X

L'EXISTENCE DE LA COLONIE EST COMPROMISE. — JEANNE MANCE
PASSE EN FRANCE, ET RANIME LE ZÈLE DE LA COMPAGNIE DE
MONTRÉAL. — LA CONFIANCE RENAIT A VILLEMARIE.

Tandis que Jeanne Mance se dévouait avec ardeur
au service de Dieu et de la France dans ces pays
lointains et barbares, l'œuvre à laquelle sa vie s'était
consacrée semblait près de périr. Quoique l'établissement de Villemarie eût été jusqu'alors si utile à toute
la colonie française, en lui servant de boulevard
contre les Iroquois, quelques personnes néanmoins
qui ne l'avaient vu se former qu'avec peine ne ces-
saient de le traverser, tantôt d'une manière cachée,
tantôt d'une manière ouverte. Elles écrivaient aux
associés de Montréal pour leur persuader d'abandonner cet établissement qui ne se soutiendrait jamais,
et où leurs aumônes seraient employées à pure perte.
Ces insinuations produisirent en partie l'effet que se
proposaient leurs auteurs : plusieurs des plus notables
associés, convaincus qu'ils serviraient plus utilement
l'Eglise s'ils consacraient leurs libéralités aux mis-

sions huronnes, se détachèrent tout à fait de la Société de Montréal, qui se trouva réduite presque à
rien.

Cette nouvelle, apportée par M. d'Ailleboust à son
arrivée de France, affligea beaucoup les colons de
Villemarie ; personne n'y fut plus sensible que Jeanne
Mance. Inquiète sur le sort de la Compagnie de Mont-
tréal, elle descendit à Québec, dès que l'été de 1649
fut venu, afin d'y recevoir sans délai les nouvelles
qui pourraient arriver de France. Ce qu'elle apprit
était bien propre à jeter dans l'abattement une âme
moins forte que la sienne : car on lui mandait que la
Compagnie de Montréal était presque entièrement
dissoute ; que le P. Rapin, son protecteur auprès de
madame de Bullion, était décédé ; qu'enfin M. de la
Dauversière se trouvait si mal dans ses affaires,
qu'on allait saisir tout son bien, et que de plus il
était très-malade et en danger de mort. Elle fut d'a-
bord très-émue de ces divers accidents qui semblaient
devoir entraîner la ruine de la colonie de Villemarie ;
mais, ayant bientôt ranimé sa foi, et renouvelé l'a-
bandon qu'elle avait fait d'elle-même entre les mains
de la divine Providence, elle prit aussitôt la résolution
de repasser en France.

Son dessein était d'aller trouver madame de Bullion, de lui exposer l'état des choses et de faire en-

suite ce qu'elle lui prescrirait. Sachant que les associés de Montréal étaient, après Dieu, l'unique soutien
de Villemarie, et voulant faire tout ce qui dépendait
d'elle pour conserver cette œuvre, qu'elle croyait
avoir Dieu pour auteur, elle résolut de proposer à
tous les membres qui formaient encore la Compagnie
de Montréal de cimenter leur Société par quelque acte
public qui constatât leur droit de propriété sur l'île.
Car jusqu'alors, par un effet de leur grand amour
pour l'humilité chrétienne (1), les propriétaires, si l'on
en excepte M. de la Dauversière et M. de Faucamp,
étaient tous légalement inconnus. Jeanne Mance ne
doutait pas que non-seulement la conservation de
l'hôtel-Dieu, mais encore celle de tout le Canada ne
dépendît de la stabilité de cette Compagnie charitable;
attendu que, si Villemarie venait une fois à succom-
ber, il était bien à craindre que tout le reste ne pérît,
n'ayant plus ce boulevard pour le défendre. Cette
année 1649, tout le Canada était, en effet, dans la
consternation, à cause des cruautés exercées contre
les Hurons par les Iroquois, qui avaient entièrement
détruit leur pays et qui menaçaient les Français d'un

(1) « Il faut fuir d'être connu et applaudi, et pour cela cacher
tout ce qui peut faire estimer; et demeurer dans le silence, autant que la charité envers le prochain le peut permettre. (Olier.
Introduction à la vie chrétienne, ch. v, section 4.) »

traitement semblable. Voyant donc toute la colonie française réduite à cette extrémité, Jeanne Mance, de l'avis de M. de Maisonneuve, résolut de s'embarquer au plus tôt pour la France, et partit, en effet, de Québec le 8 septembre. M. de Maisonneuve, ainsi que tous les colons de Villemarie, l'accompagnèrent de leurs prières et de leurs vœux, et sa traversée fut heureuse.

Arrivée à Paris, elle alla voir d'abord madame de Bullion qui la reçut avec une affection que leur longue séparation et les périls qu'avait courus Jeanne Mance semblaient avoir rendue plus tendre et plus vive. Après avoir entendu de sa bouche l'exposé de l'état des choses, cette charitable et généreuse bienfaitrice lui déclara qu'elle n'avait rien perdu de son premier dévouement envers l'œuvre de Villemarie, et qu'elle était prête encore à faire toutes sortes de sacrifices pour la soutenir. Dans l'espérance d'une paix solide avec les Iroquois, Jeanne Mance souhaitait que l'hôpital pût faire cultiver des terres en assez grande quantité, afin d'attirer et de nourrir, par ce moyen, un grand nombre de sauvages dont on aurait fait des chrétiens en même temps que des Français ; madame de Bullion, entrant dans ses vues, lui donna une somme d'argent, pour qu'elle l'employât à lever et à gager des défricheurs.

Les associés de Montréal firent, de leur côté, l'accueil le plus empressé à Jeanne Mance et, par un effet de la confiance que sa grande vertu et la rectitude de son esprit leur inspiraient à tous, ils acceptèrent volontiers la proposition qu'elle leur fit de s'unir entre eux par un contrat authentique, qui rendît public et incontestable leur droit de propriété sur l'île de Montréal ; cet acte fut passé le 21 mars 1650. En même temps, les associés firent don à l'hôtel-Dieu de Villemarie de deux cents arpents de terre destinés à être mis en culture pour les besoins des pauvres sauvages, selon l'intention de Jeanne Mance.

Pendant son séjour à Paris, Jeanne eut plusieurs entrevues avec le saint fondateur du séminaire de Saint-Sulpice, M. Olier, qui était l'un des associés et l'un des plus fermes soutiens de l'œuvre de Montréal. Ce grand serviteur de Dieu, qui connaissait, par une lumière surnaturelle, la perfection à laquelle était parvenue Jeanne Mance, parle ainsi de cette admirable fille dans ses *Mémoires autographes :* « J'ai vu parfois les opérations de Dieu dans les âmes des personnes de Montréal, entre autres de mademoiselle Mance, que je voyais pleine de la lumière de Dieu dont elle était environnée comme un soleil. » Il l'encouragea à se sacrifier, jusqu'à son dernier soupir, pour l'œuvre de Dieu, et lui fit connaître le dessein

qu'il méditait, et que Dieu lui avait inspiré depuis
longtemps, d'envoyer des ecclésiastiques de son séminaire à Villemarie lorsque le moment en serait
venu.

Enfin, Jeanne Mance qui, en partant de Québec,
craignait d'apprendre la mort de M. de la Dauversière à son arrivée en France, eut la joie de le trouver plein de vie, et plus occupé que jamais à affermir
et à étendre l'institut des filles de Saint-Joseph. Il est
vrai qu'il avait été à toute extrémité; mais il paraît
que Dieu n'avait permis qu'il fût réduit en cet état,
que pour rendre plus manifeste le soin qu'il prenait
de son fidèle serviteur et des œuvres qu'il lui avait
confiées.

Ayant ainsi atteint le but de son voyage, Jeanne
Mance se remit en mer pour le Canada, conduisant
avec elle des défricheurs et quelques filles vertueuses.
Au mois de septembre elle arriva heureusement à
Québec, et partit de là, le 25 du même mois, sur la
barque de Montréal, qui la conduisit sans accident à
Villemarie. Son retour réjouit les colons, et ce qu'elle
leur apprit du zèle généreux des associés et de la résolution où ils étaient de soutenir le pays, les remplit
tous d'allégresse et de confiance.

XI

Pendant le séjour que Jeanne Mance fit en France,
les Iroquois, toujours animés contre les Hurons alliés
des Français, achevèrent de les ruiner ; ils massa-
crèrent cruellement les uns, et dispersèrent les autres
dans les bois : de sorte que, lorsque Jeanne arriva à
Montréal les missions huronnes n'existaient plus. Elle
entendit avec douleur les détails de ce désastre la-
mentable, et en prit occasion de mettre de plus en
plus sa confiance dans le secours de Dieu pour la
conservation de Villemarie. « Tout cela m'a bien fait
adorer la Providence divine, disait-elle depuis, quand
j'ai vu à mon retour que M. Lemoine, qui était parti
pour porter du secours dans le pays des Hurons, a
été obligé de relâcher, les trouvant tous qui venaient,
du moins autant qu'il en restait. Car enfin, si les
associés de Montréal avaient tourné leurs vues vers

ce dessein, et y avaient appliqué leurs dépenses, à quoi tout cela aurait-il abouti? Il est vrai que l'état pitoyable où j'avais laissé les Hurons me faisait compassion; le Ciel, qui voulait les humilier, n'a pas permis que ses serviteurs aient ouvert leurs bourses pour un ouvrage qu'il ne voulait pas maintenir: il a choisi dans Montréal une œuvre qu'apparemment il veut rendre plus solide. Son saint nom soit béni à jamais! »

Au printemps de 1651, les Iroquois, rendus plus audacieux par la défaite et la ruine entière des Hurons, entreprirent de détruire l'établissement de Villemarie. « Ils se tournèrent contre nous, écrivait Jeanne Mance, avec plus d'orgueil et d'insolence qu'ils ne l'avaient fait jusqu'alors. Ils nous serraient de si près, et leurs attaques étaient si brusques et si fréquentes, qu'il n'y avait plus de sûreté pour personne. Ils tuèrent plusieurs des nôtres, et brûlèrent des maisons dans les environs même de Villemarie. Notre hôpital n'était pas en sûreté, et il fallait y mettre une forte garnison pour le défendre. » Dans ce dessein, les seigneurs de Montréal firent construire deux redoutes auprès de l'hôpital, et les fournirent de toutes les armes et munitions nécessaires en cas d'attaque.

Le savant et pieux M. Faillon a enregistré, dans

son *Histoire de la Colonie française en Canada*, les traits de valeur et de courage qui illustrèrent les montréalistes dans cette cruelle guerre. Il a aussi rapporté les barbaries atroces que les Iroquois exerçaient sur les Français qui tombaient entre leurs mains. Ils ne se contentaient pas de tourmenter ainsi les hommes; mais, ce qu'on ne peut lire qu'avec horreur, ils en usaient avec la même barbarie à l'égard des femmes; et Jeanne Mance faillit être elle-même la victime de leur cruauté le 6 mai 1651.

Ce jour-là, le nommé Jean Boudard, et Catherine Mercier sa femme, l'un et l'autre singulièrement respectés dans la colonie pour leur piété et leur vertu, étant poursuivis par huit ou dix Iroquois, s'enfuyaient en toute hâte vers leur maison, lorsque la femme, qui ne pouvait courir aussi vite que son mari, tomba entre les mains de ces barbares. Boudard, entendant les cris de détresse de sa femme, revient sur ses pas pour la secourir; mais cet acte de dévouement, qui ne sauva pas sa femme, lui coûta à lui-même la vie. Cependant, au bruit de cette attaque, trois habitants de Villemarie se portent avec empressement au secours de leurs concitoyens; mais ils se voient eux-mêmes chargés par quarante Iroquois cachés en embuscade derrière l'hôpital, qui s'efforcent de les envelopper. Voyant alors qu'il n'y avait pour

eux de salut que dans une prompte fuite, ils retour-
nent sur leurs pas, en essuyant le feu de leurs ennemis, et courent se réfugier dans l'hôpital où Jeanne
Mance était seule. La porte de l'hôpital se trouvait
ouverte, heureusement pour eux ; ils s'y jettent, et la
ferment vivement derrière eux. Ils sauvèrent ainsi
leur vie et en même temps celle de Jeanne Mance ;
car, si la porte de l'hôpital eût été fermée, ils étaient
pris infailliblement ; et, d'un autre côté, si les Iro-
quoi eussent passé les premiers devant l'hôpital ainsi
ouvert, Jeanne Mance fût tombée entre les mains de
ces barbares.

Au milieu de ces hostilités continuelles, il n'y
avait de sécurité pour personne à Villemarie ; on ne
voyait partout que des Iroquois, toujours prêts à
surprendre les colons ; et personne n'eût osé ouvrir
sa porte la nuit, ni aller, durant le jour, à quatre
pas de sa maison, sans avoir son épée, son pistolet
et son arquebuse. Jeanne Mance, dans un écrit qu'elle
composa dans la suite, parle ainsi de ces hostilités
incessantes : « Après la défaite des Hurons, les Iroquois, devenus beaucoup plus orgueilleux et insolents
qu'ils ne l'avaient été jusqu'alors, recommencèrent à
nous incommoder si souvent et si constamment,
qu'ils ne nous donnaient point de relâche. Il ne se pas-
sait presque point de jour qu'on ne découvrît quelque

embûche de leur part, ou qu'ils ne nous donnassent
quelque alarme. Ils environnaient nos maisons et
nous tenaient de si près, qu'ils avaient toujours des
espions cachés derrière quelque souche ; et cela vint
à une telle extrémité, que M. de Maisonneuve obligea
tous les habitants à abandonner leurs maisons, et à se
retirer, avec toutes leurs familles, dans le fort. L'hôpital étant isolé, éloigné de tout secours, et surtout
ne pouvant être assisté la nuit, les Iroquois l'eussent
sans doute pris, s'ils avaient fait quelque attaque ; et
après avoir enlevé tout ce qu'il renfermait, ils l'auraient livré aux flammes, comme ils firent de diverses
maisons. Pour éviter ce désastre, M. de Maisonneuve
m'obligea aussi moi-même de me retirer dans le fort ;
et, afin de conserver la maison de l'hôpital, il y mit
une escouade de soldats en garnison pour la garder.
Dans ce dessein, il y fit mener deux pièces de canon,
placer des pierriers aux fenêtres des greniers et pratiquer des meurtrières autour du logis en haut et en
bas, et même dans la chapelle, qui servait de magasin
d'artillerie. » L'expérience justifia la sagesse de cette
prévoyance, car le 26 juillet suivant, l'hôpital fut atta-
qué depuis six heures du matin jusqu'à six heures du
soir par deux cents Iroquois, qui durent se retirer
après avoir essuyé des pertes considérables, quoique la

4

garnison de l'hôpital ne comptât que seize soldats com-
mandés par le major de Villemarie.

Les pertes que faisaient constamment les colons,
malgré toute leur valeur, avaient réduit de beaucoup le
nombre des défenseurs de Montréal, à tel point qu'en
cette année 1651, il ne restait en tout, tant à l'hôtel-
Dieu qu'au fort, qu'une cinquantaine de Français.
« Ce triste état ayant continué près de deux ans sans
recevoir ni forces, ni secours de France, dit Jeanne
Mance, nous nous voyions dans une extrême faiblesse, sans pouvoir recevoir de renforts d'aucun
des autres postes de ce pays : la crainte et l'effroi
étaient partout. On ne parlait que des excès et des
cruautés que les Iroquois exerçaient ici et ailleurs,
et des ravages auxquels ils se portaient tous les
jours, si bien que tout le pays était aux abois.
Tous voulaient quitter le Canada, on ne s'entrete-
nait d'autre chose ; et on eût été forcé de prendre
ce parti, si Dieu n'eût remédié à nos maux, comme
il le fit, en inspirant à M. de Maisonneuve de faire
un voyage en France, pour demander du secours à
Messieurs de Montréal. »

Jeanne Mance parle, sans doute, ainsi par un effet de
sa modestie ordinaire ; ce fut elle-même, dit M. Dollier de Casson, qui conseilla à M. de Maisonneuve d'aller en France, pour en ramener un renfort devenu

nécessaire à la conservation du pays (1). Quoi qu'il en soit, elle ajoute ce qui suit : « M. de Maisonneuve, résolu de passer en France, pour demander du secours à Messieurs de Montréal, me dit que, s'il ne pouvait obtenir au moins cent hommes, il ne reviendrait plus à Villemarie ; et, dans ce cas, me manderait de m'en retourner en France, avec tout ce que nous étions de monde, et d'abandonner l'habitation.

» Moi, faisant réflexion sur notre état désolant et étant dans une grande peine et angoisse d'esprit de voir les choses en une telle extrémité, je recommandai très-humblement à Dieu et à la très-sainte Vierge cette habitation de Villemarie sous la protection de laquelle elle est placée, les suppliant

(1) Jeanne Mance écrivait à ce sujet les lignes suivantes rapportées dans la *Vie de la sœur Bourgeoys* : « Tout le monde était découragé : dans cette extrémité, comme je faisais réflexion quel préjudice ce serait pour la religion, et quelle humiliation pour l'État, si l'on était obligé d'abandonner le pays, je me sentis inspirée de m'adresser à M. de Maisonneuve pour l'engager à faire un voyage en France, afin d'aller demander du secours à messieurs de Montréal. » Ces paroles de la sainte fille nous révèlent les sentiments patriotiques dont son cœur était animé. L'amour de la France, le désir de travailler à la gloire de son pays s'associait en elle à l'amour de Dieu, au dévouement à sa gloire. Les bons chrétiens sont, en effet, les meilleurs citoyens ; personne n'est plus capable de se sacrifier pour son pays que celui qui ne sait refuser aucun sacrifice à Dieu.

instamment d'avoir pitié de nous et de tout ce pauvre pays désolé. Comme je savais que vingt-deux
mille livres de la fondation de l'hôpital avaient été
placées chez M. de Renty, qui étaient prêtes à être
remboursées, il me vint à l'esprit qu'un bon moyen
pour nous tirer de cet état de faiblesse, ce serait
de prendre cette somme pour l'employer à nous amener du renfort; qu'il valait mieux conserver de
cette sorte l'habitation de Villemarie que de l'abandonner, faute de secours, à la merci et aux furies
insolentes des Iroquois; que ces barbares prendraient
de là sujet de se moquer de notre religion et de mé-
priser notre Dieu, disant qu'il nous aurait ainsi aban-
donnés, et qu'enfin ils seraient les maîtres d'un lieu
où il aurait été servi et adoré.

» Je voyais que ce serait une grande honte et
une confusion insupportable, après ce que tant de
saintes et illustres personnes avaient fait en faveur
de Villemarie, d'être ainsi frustrées de l'espérance
qu'elles avaient que Dieu serait servi et honoré dans
ce pays; et je crus que madame la fondatrice de
notre hôpital, en particulier, en recevrait une af-
fliction insupportable et non pareille. Ainsi, me fi-
gurant que j'étais en sa présence, je crus lui faire un
plaisir indicible, en proposant à M. de Maisonneuve
de prendre cette somme de vingt-deux mille livres,

pour conserver aux pauvres de ce lieu les deux autres tiers du bien dont elle les faisait jouir, et sauver par là un pays où infailliblement Dieu serait beaucoup honoré, en retirant une infinité d'âmes des ténèbres de l'infidélité. Qu'enfin, quand la fondation entière de cette bonne dame ne servirait qu'au seul bien d'avoir conservé ce pays, ce serait assez de consolation pour elle. Après avoir fait ces réflexions en moi-même, je sentis mon esprit et mon cœur si assurés du consentement de notre fondatrice, et si affermis dans cette conviction, que je ne pus avoir là-dessus le moindre doute. Aussi, je m'en allai incontinent chez M. de Maisonneuve, pour lui faire cette même proposition.

» Il me dit qu'il y réfléchirait; et, après y avoir pensé devant Dieu et l'avoir prié, il me proposa d'accepter, en échange de cette somme, la moitié du domaine des Seigneurs, qu'il faisait cultiver pour le soulagement des pauvres. Je l'acceptai, sans croire faire par là un achat; car je n'avais en vue que de sauver le tout par cette partie, parce que nous étions à la dernière extrémité. Tous ceux qui étaient alors ici et qui sont encore vivants peuvent rendre témoignage de l'état où se trouvait l'habitation de Montréal (1.) »

(1) *Histoire de la colonie française en Canada*, t. II, p. 133.

4.

Malgré les assurances réitérées que Jeanne Mance donnait du consentement de la *bienfaitrice inconnue*, M. de Maisonneuve désira de lui faire connaître, pendant qu'il serait à Paris, les arrangements dont on vient de parler ; et, sur la demande qu'il lui fit alors du nom de cette bienfaitrice, Jeanne Mance la lui nomma, jugeant qu'elle avait une raison suffisante de lui découvrir ce secret. Il n'y avait pas de temps à perdre : M. de Maisonneuve quitta donc Villemarie, laissant le gouvernement de l'île de Montréal à M. des Musseaux, dont il connaissait le courage et la prudence. Dans la situation périlleuse où se trouvait alors l'établissement de Villemarie, son départ eût jeté les colons dans le découragement, s'il ne les eût consolés par l'espérance d'un heureux retour, et la promesse de leur amener un renfort qui mettrait fin à leurs inquiétudes, en réprimant l'audace des Iroquois.

XII

M. DE MAISONNEUVE A PARIS. — NOUVELLE RECRUE. — LA SÉCU-
RITÉ RENAIT. — ARRIVÉE DE MARGUERITE BOURGEOYS A VILLE-
MARIE.

L'année suivante 1652, la petite colonie de Mont-
tréal sembla redoubler de courage et de résolution,
en repoussant avec une intrépide énergie les diverses
attaques dirigées contre elle par les Iroquois. Au rapport de la sœur Bourgeoys, il n'y restait plus alors
que dix-sept hommes en état de porter les armes,
auxquels vinrent se joindre dix soldats envoyés sans
armes et sans équipement par le gouverneur de Québec. C'était donc avec une bien légitime impatience
que les colons attendaient le résultat du voyage de
M. de Maisonneuve.

Dès que l'été fut venu, Jeanne Mance se rendit à
Québec pour savoir si M. de Maisonneuve était de
retour. Elle y trouva une lettre par laquelle il lui
annonçait qu'il pensait revenir l'année suivante, et
amener avec lui une recrue de plus de cent hommes.
Il ajoutait qu'il avait trouvé le moyen de voir madame

de Bullion et de l'entretenir de l'état de la colonie, et
qu'il avait sujet d'espérer beaucoup de sa générosité.

Jeanne Mance fut extrêmement consolée par cette
lettre. qui lui donnait l'assurance du retour de M. de
Maisonneuve ; elle s'empressa donc de repartir pour
Villemarie, afin d'encourager par cette bonne nouvelle les colons qui avaient été rudement éprouvés
pendant son absence.

M. de Maisonneuve lui marquait dans sa lettre
qu'il avait pu voir madame de Bullion. Il y avait, en
effet, réussi, sans trahir le secret que cette dame
voulait voir gardé sur ses bonnes œuvres. Arrivé à
Paris, après qu'il eut visité chacun des associés de
Montréal, il cherchait quelque occasion de s'entretenir
avec la fondatrice de l'hôpital. La Providence lui en
offrit une toute naturelle, qui lui donna lieu de s'assurer par lui-même de son consentement aux dispositions prises par Jeanne Mance. Nous rapporterons le
récit qu'il en fit à son retour en Canada : « Ayant
appris , dit-il , qu'une de mes sœurs était   en
procès avec madame de Bullion, je m'offris de lui
donner la main pour aller chez elle ; et comme je
savais qu'elle n'ignorait pas mon nom, à cause du
gouvernement de Montréal, je me fis nommer à la
porte, afin que mon nom lui renouvelât le souvenir
du Canada. Dieu donna sa bénédiction à ma ruse,

car l'ayant saluée, et ma sœur lui ayant parlé de
ses affaires, elle s'enquit de moi si j'étais le gouverneur de Montréal qu'on disait être dans la Nouvelle-France. Je lui répondis que c'était moi-même,
et que j'en étais revenu depuis peu. — « Apprenez-
» nous, me dit-elle, des nouvelles de ce pays-là :
» quelles sont les personnes qui y demeurent, ce qu'on
» y fait, comment on y vit. Dites-le nous, s'il vous
» plaît : car je suis curieuse de savoir tout ce qui se
» passe dans les pays étrangers. »

» Madame, lui dis-je, je suis venu chercher du
secours pour tâcher de délivrer ce pays des dernières calamités où les guerres des Iroquois l'ont
réduit, et de tenter si je pourrais trouver le moyen
de le tirer de misère. L'aveuglement est grand parmi
les sauvages ; néanmoins on ne laisse pas d'en
gagner toujours quelques-uns. Ce pays est grand,
et le Montréal est une île fort avancée dans les
terres, très-propre pour en être la frontière. Ce
nous sera une extrémité bien fâcheuse s'il faut abandonner ces contrées si étendues, sans qu'il y reste
personne pour annoncer les louanges de Celui qui
est le créateur. Au reste, cette terre est un lieu de
bénédiction pour ceux qui y viennent ; la solitude,
jointe aux périls de la mort où la guerre nous met
à tout moment, fait que les plus grands pécheurs

y vivent avec édification et sont des modèles de
vertu. Cependant, s'il faut tout abandonner, je ne
sais ce que deviendra cette colonie , ni quel sera
le sort d'une bonne fille qu'on appelle mademoiselle
Mance ; et c'est ce qui me fait le plus de peine.
Car si je n'ai un puissant secours à mener dans
cette colonie, je ne puis me résoudre à y retourner,
d'autant que mon retour serait inutile ; et si je n'y
retourne pas, je ne sais ce que deviendra cette bonne
demoiselle. Je ne sais pas non plus quel sera le sort
d'une certaine fondation qu'une bonne dame, qu'on ne
connaît point, y a faite pour un hôpital, dont elle a
établi cette bonne demoiselle administratrice ; car,
enfin, si je ne vais les secourir, il faut que tout échoue
et quitte le pays.

» A ces mots, elle me dit : « Comment s'appelle cette
» dame ? » — « Hélas ! lui répondis-je, elle a défendu à
mademoiselle Mance de la nommer. Au reste, cette
demoiselle assure que sa dame est si généreuse, qu'on
aurait lieu de tout espérer d'elle, si elle pouvait
avoir l'honneur de lui parler ; mais· qu'étant si éloi-
gnée, elle n'a aucun moyen de lui exposer l'état des
choses ; qu'autrefois elle avait auprès de sa bienfaitrice un bon religieux qui le lui eût fait connaître,
et eût bien négocié cette affaire ; mais que, maintenant que ce religieux est mort, elle ne peut lui

parler ni lui faire parler, pas même lui écrire, cette
dame lui ayant défendu de mettre son nom sur l'a-
dresse d'aucune de ses lettres. Quand ce religieux
vivait, elle lui envoyait ses lettres, qu'il portait lui-
même à la dame ; à présent elle ne peut plús lui écrire.
Si elle mettait seulement son nom pour servir d'a-
dresse sur une lettre, elle assure qu'elle tomberait dans
sa disgrâce, et qu'elle aime mieux laisser le tout à la
seule Providence que fâcher une personne à qui
elle est tant obligée, elle et toute la Compagnie de
Montréal.

» Voilà, madame, l'état où sont les choses. On est
même si pressé de recevoir des secours, que la demoiselle, voyant que tous les desseins de la fondatrice sont prêts à être mis au néant, m'a donné pouvoir de prendre vingt-deux mille livres de la fondation de l'hôtel-Dieu, qui sont dans Paris , pour
cent arpents de terre que la Compagnie lui donne,
me disant : « Il vaut mieux qu'une partie de la fon-
» dation périsse que le total ; servez-vous de cet argent
» pour lever du monde, afin de garantir tout le pays
» en sauvant le Montréal. Je ne crains point, a-t-elle
» ajouté, d'engager ma conscience, je connais les dis-
» positions de ma bonne dame ; si elle savait les an-
» goisses où nous sommes, elle ne se contenterait pas
» de cela. » Voilà l'offre que m'a faite cette demoiselle.

J'avais de la peine à l'accepter ; mais enfin, en ayant
été vivement pressé par elle, qui m'assurait toujours
qu'elle pouvait hardiment interpréter la volonté de sa
bonne dame en cette rencontre, j'ai fait un concordat
avec elle pour les.cent arpents de terre, en échange
des vingt-deux mille livres qu'elle a espéré pouvoir
beaucoup aider à garantir le pays ; et c'est l'unique
vue de ce concordat.

» Telle est, Madame, la situation où nous sommes. »

Il est aisé d'imaginer avec quel intérêt madame de
Bullion écouta le récit de M. de Maisonneuve ; elle le
pria de venir la revoir pour lui parler encore du
Canada ; il le lui promit volontiers, et la visita plusieurs fois. Dans ces visites, elle lui témoigna toujours
le même empressement à l'entendre ; elle prenait
même plaisir à le faire entrer dans son cabinet pour
qu'il pût l'entretenir à loisir de toutes les particularités de la colonie. Mais, fidèle à la loi que son extrême humilité lui avait imposée, jamais elle ne lui découvrit ni ne lui donna à entendre qu'elle fût elle-
même la fondatrice de l'hôpital.

Jeanne Mance ne s'était point trompée en assurant
à M. de Maisonneuve que sa généreuse bienfaitrice
approuverait les arrangements qu'elle avait pris avec
lui ; non-seulement cette dame ne s'opposa point à ce

qu'il employât les vingt-deux mille livres à lever une recrue ; mais elle donna une autre somme de vingt mille livres, afin de porter un secours plus efficace à la colonie dont elle connaissait la périlleuse situation. La manière dont elle fit cette magnifique aumône donne lieu d'admirer les saintes industries de son humilité à fuir les regards des hommes, pour pratiquer ce précepte du Seigneur : « Que dans vos aumônes votre main gauche ignore ce que fait votre main droite (1). » Elle voulut que les associés ne pussent savoir de qui venait ce don ; elle remit les vingt mille livres à M. de Lamoignon, en lui disant qu'une personne de qualité faisait ce présent à la Compagnie de Montréal, afin de l'aider à lever des hommes pour secourir leur île, sous la conduite de M. de Maisonneuve. Enfin elle fit tout ce qu'elle put pour que M. de Lamoignon demeurât persuadé que ces fonds venaient d'une autre main que de la sienne. Mais, quelque précaution qu'elle prît, elle ne put empêcher qu'on ne sût que c'était elle qui faisait ce don.

Au printemps de 1653, aussitôt que le fleuve Saint-Laurent fut débarrassé des glaces, Jeanne Mance descendit en canot à Québec pour apprendre, par les navires qui arriveraient de France, des nouvelles de M. de Maisonneuve. L'empressement qu'elle mit à

(1) *Evangile selon saint Matthieu, c. vi, v.* 3

faire ce voyage lui fut, sans doute, inspiré par la
Providence; car, si elle eût tant soit peu tardé, elle
fût tombée entre les mains des Iroquois, qui vinrent
bloquer l'habitation des Trois-Rivières peu de temps
après que Jeanne Mance l'eût quittée en descendant le
fleuve. A Québec elle apprit que M. de Maisonneuve
venait avec plus de cent hommes ; et cette nouvelle lui
causa une joie inexprimable, ainsi qu'à tous les colons de Québec et des environs. Jeanne Mance, qui
désirait donner au plus tôt cette agréable nouvelle
aux colons de Montréal, pria M. de Lauson, gouverneur général du Canada, de leur envoyer une chaloupe; ce qu'il fît à l'instant. Il ignorait que les Iroquois bloquaient l'habitation des Trois-Rivières. Heureusement qu'un vent contraire empêcha la chaloupe
d'aller se jeter au milieu d'eux. Ceux qui la mon-
taient étant revenus à Québec, y annoncèrent le péril
où étaient les Trois-Rivières, bloquées par six cents
Iroquois. La consternation fut générale; on y redoubla
les vœux et les prières publiques pour la prompte
arrivée de M. de Maisonneuve, qui parut enfin avec
ses soldats, et fit renaître la confiance dans tous les
cœurs.

Il serait difficile de dire quelle fut la joie de Jeanne
Mance en le revoyant, et en apprenant de sa bouche
les entretiens qu'il avait eus à Paris avec madame de

Bullion, toujours si dévouée à l'œuvre de Villemarie.
Un autre sujet de consolation pour elle, ce fut l'arrivée de mademoiselle Marguerite Bourgeoys que M. de
Maisonneuve amenait avec lui, et qu'il s'empressa
de lui faire connaître. « Cette bonne fille, dont la
vertu est un trésor, lui dit-il, sera un puissant secours
pour Montréal. Au reste, c'est encore un fruit de notre
Champagne, qui semble vouloir donner à ce lieu
plus que toutes les autres provinces réunies ensemble. Il lui fit aussi connaître les circonstances de la
vocation de cette demoiselle, et les espérances qu'il
fondait sur elle pour l'instruction et la sanctification
des jeunes personnes de Villemarie.

Dès ce moment Jeanne Mance lui accorda sa plus
entière confiance, la considérant comme une compagne
et une sœur que Dieu lui associait, pour travailler
de concert, quoique d'une manière différente, à la
formation et à la sanctification de la colonie ; et jusqu'à la fin de sa vie elle ne cessa de lui donner des
preuves de la plus tendre affection.

La recrue que M. de Maisonneuve conduisait en
Canada n'était composée que d'ouvriers choisis parmi
les plus habiles et les plus courageux, également
propres à exécuter tous les ouvrages nécessaires pour
l'établissement de la colonie, et à repousser par les
armes les incursions des Iroquois. Aussitôt qu'ils fu-

rent arrivés, il leur fit construire un grand corps-de-logis et une église, à la suite des bâtiments de l'hôpital ; ces travaux ayant 'été poussés très-vivement, Jeanne Mance put rentrer avec ses malades, au printemps de 1654, dans l'hôpital, qu'elle avait été forcée d'abandonner depuis trois ans par la crainte qu'inspiraient les Iroquois.

Le renfort des cent hommes amenés par M. de Maisonneuve releva le courage de toute la colonie ; chacun reprit possession des maisons abandonnées trois ans auparavant. Ces pieux et valeureux colons, par leur union fraternelle, par leur esprit de dévouement au bien du pays, et leur intrépidité au milieu des combats, inspirèrent une telle frayeur aux Iroquois que, depuis ce temps, les habitants de Montréal ne furent jamais contraints par leurs attaques d'évacuer la ville naissante, toute dépourvue qu'elle était d'une enceinte fermée.

Ce fut ainsi que la sagesse et la prudence de Jeanne Mance, appuyée sur son inébranlable confiance en Dieu, sauva une seconde fois la colonie de Montréal, infailliblement condamnée à périr. Le renfort qu'elle lui procura fut même le salut de toute la colonie française, au jugement des personnes les plus éclairées et les plus impartiales. C'était le témoignage que M. de Denonville, gouverneur du Canada, rendait longtemps après (1687), en écrivant à la cour : « Du consentement de la fondatrice de l'hôpital, on prêta vingt-deux mille livres à la Compagnie de Montréal pour lever cent hommes, afin de garantir cette île des insultes des Iroquois. Ces hommes l'ont sauvée en effet, et tout le Canada aussi. »

Mais cette admirable fille n'était pas seulement destinée à protéger la colonie de Villemarie contre la fureur des Iroquois ; Dieu l'appelait aussi à consolider cet établissement au point de vue religieux, en y attirant les trois communautés choisies par la divine Providence pour y faire honorer la Sainte-Famille, comme nous le verrons bientôt. Aussi M. Olier a-t-il pu écrire d'elle, dès l'an 1642, par une sorte de vue prophétique, que Dieu voulait se servir d'elle pour fonder cette nouvelle Eglise.

XIII

Les associés de Montréal, dans leur sollicitude pour
les besoins religieux de Villemarie, avaient résolu de
confier cette Eglise naissante aux ecclésiastiques du
séminaire de Saint-Sulpice, que M. Olier fondait alors
à Paris. L'exécution de ce projet avait été sans cesse
retardée par les guerres continuelles des Iroquois, et
l'état précaire où leurs attaques avaient mis l'établissement de Villemarie. Cependant, la santé de M. Olier
commençant à s'affaiblir, et faisant présager sa mort
prochaine, Jeanne Mance, qui lui avait bien des fois
écrit pour lui rappeler sa promesse, craignait qu'il ne
vînt à mourir sans avoir envoyé quelques-uns de ses
ecclésiastiques en Canada.

De concert avec elle, M. de Maisonneuve entreprit
donc de nouveau le voyage de France en l'année 1655.

Il devait exposer de vive voix à M. Olier le besoin
qu'on avait de ses ecclésiastiques et, de concert avec
les autres associés de Montréal, faire les derniers efforts pour en obtenir. Un autre but de ce voyage était
d'attirer à Villemarie les religieuses de Saint-Joseph
que la Providence appelait à succéder à Jeanne Mance
dans l'administration de l'hôtel-Dieu.

M. de Maisonneuve mena à bonne fin ces deux affaires. Le 31 mars 1656, la Compagnie de Montréal
s'engagea à donner la propriété et la direction de
l'hôtel-Dieu aux filles de Saint-Joseph, et les hospitalières prirent, de leur côté, l'engagement d'y envoyer,
dès que les logements seraient en état, trois ou quatre
de leurs sœurs avec une pension annuelle de cinquante
écus au moins pour chacune.

Mais, pendant qu'en France M. de Maisonneuve
disposait ainsi les moyens d'attirer les hospitalières
de Saint-Joseph à Montréal, un accident survenu à
Jeanne Mance fit sentir plus vivement que jamais le
besoin qu'on y avait de leurs services. Le dimanche
28 janvier 1657, elle tomba sur la glace, d'une façon
si rude et si malheureuse, qu'elle se rompit l'avant-
bras droit, et se démit le poignet. Portée aussitôt à
l'hôtel-Dieu, et étendue sur un lit, elle demeura un
quart d'heure sans connaissance, dans la violence
excessive des douleurs que lui causait cette fracture.

Lorsqu'elle fut revenue à elle, le chirurgien appelé pour la visiter reconnut sans peine que les deux os de l'avant-bras étaient rompus, mais il ne s'aperçut pas de la dislocation du poignet. Il s'occupa donc uniquement de guérir la fracture, et ce ne fut qu'au bout de six mois qu'il découvrit enfin la dislocation, alors qu'il n'y avait plus de guérison possible. En vain il essaya d'y porter remède ; presque toutes les fois qu'il la pansait, les douleurs vives et extrêmes que Jeanne Mance éprouvait lui causaient de si violentes convulsions, que dans une de ces circonstances quatre hommes vigoureux ne furent pas capables de la tenir.

Comme Jeanne Mance était en grande estime dans tout le Canada, le bruit de cet accident se répandit bientôt partout ; et plusieurs personnes de distinction ne négligèrent rien pour procurer son rétablissement; mais les consultations des médecins ne lui donnèrent aucun soulagement ; son bras tomba dans un état d'amaigrissement excessif, quoique la fracture fût entièrement guérie. « Je demeurai tout à fait privée de l'usage de ma main, écrit-elle, et de plus, j'en souffrais beaucoup. J'étais obligée de porter toujours mon bras en écharpe, ne pouvant le soutenir autrement ou sans quelque autre appui. Depuis le moment de ma fracture, je ne pus m'aider ni me servir de ma main

5.

en aucune manière, ni en avoir la moindre liberté,
en sorte qu'il me fallait habiller et servir comme un
enfant. »

Quelques mois après cet accident, M. de Maisonneuve débarquait à Villemarie avec quatre ecclésiastiques de Saint-Sulpice, à la tête desquels était M. de
Queylus. La désignation de ces prêtres pour la mission de Villemarie fut le dernier acte d'autorité que
fit M. Olier ; il mourut le 2 avril de cette année,
avant même que ces ecclésiastiques se fussent embar-
qués pour le Canada. Cette circonstance donna lieu à
Jeanne Mance de remercier Dieu qui lui avait mis au
cœur tant d'empressement à envoyer M. de Maisonneuve en France pour obtenir ces prêtres ; s'il eût
tardé jusqu'après la mort de M. Olier, leur départ eût
rencontré des oppositions insurmontables. Jeanne
Mance, qui les avait si ardemment désirés, fut grandement réjouie de leur arrivée ; et elle leur céda une
chambre de l'hôpital où ils se logèrent, en attendant
qu'ils eussent fait construire un bâtiment pour leur
communauté. M. de Maisonneuve lui annonça la
bonne nouvelle des arrangements pris entre la Com-
gnie de Montréal et les filles de Saint-Joseph de La
Flèche, qui devaient partir de France aussitôt qu'on
aurait préparé à Villemarie les bâtiments destinés à
les recevoir.

Les plus chers désirs de Jeanne Mance semblaient donc être sur le point de se réaliser ; mais elle devait encore supporter une épreuve avant de voir ses vœux exaucés. En fondant l'hôtel-Dieu de Villemarie, madame de Bullion avait exigé qu'on y établît des hospitalières qui servissent les pauvres gratuitement, et non aux dépens de sa fondation ; en cela elle s'était conformée aux intentions de M. de la Dauversière, et à l'esprit de désintéressement qu'il avait su inspirer à son institut. Or, la pension de cinquante écus que les filles de Saint-Joseph devaient apporter en Canada, n'était pas suffisante ponr les y faire vivre, dans un temps où tout s'y vendait à un prix excessif. Il est vrai que la Compagnie de Montréal s'était engagée à leur donner des terres ; mais ces terres étant alors couvertes de bois, ne pouvaient être mises en valeur qu'au prix d'énormes dépenses, que ces filles étaient incapables de supporter. Jeanne Mance, dans le désir de hâter leur départ, résolut donc de passer en France et d'aller trouver madame de Bullion, afin d'obtenir de sa grande charité une fondation pour elles, et de les amener elle-même à Villemarie.

Elle était sur le point de se mettre en voyage, quand survinrent des contrariétés auxquelles elle était loin de s'attendre. Le supérieur des prêtres de Saint-Sul-

pice, M. de Queylus, ignorait entièrement le dessein de
Dieu, communiqué autrefois à M. de la Dauversière,
sur les trois communautés destinées à répandre dans
le Canada l'esprit de la Sainte-Famille ; et Dieu, pour
montrer sans doute que ce dessein n'avait point été
concerté par les hommes, permit qu'il s'efforçât d'a-
bord de le traverser. Peu de temps après son arrivée
à Villemarie, M. de Queylus fit un voyage à Québec où
il eut occasion de visiter les hospitalières que madame
la duchesse d'Aiguillon y avait fondées. Ces religieuses
désiraient depuis longtemps être appelées à la conduite de l'hôtel-Dieu de Villemarie ; elles communiquè-
rent leurs intentions à M. de Queylus, qui, non content de les approuver, les pressa même d'en réaliser
l'exécution. Elles y consentirent, dans l'espérance
qu'elles avaient d'obtenir de madame la duchesse d'Aiguillon une fondation pour s'établir à Villemarie.

A ne considérer les choses qu'au point de vue de la
prudence humaine, cet arrangement paraissait être
sage et très-utile à la colonie. M. de Queylus pensait
qu'il était bon, dans l'intérêt de la paix qui doit exis-
ter entre les maisons religieuses, qu'il n'y eût à Québec
et à Villemarie qu'un seul institut ; d'ailleurs, les
hospitalières de Saint-Joseph étaient dans l'impossibilité de s'établir en Canada, faute de ressources suf-
fisantes ; enfin, depuis l'accident survenu à Jeanne

Mance, qui la rendait inutile à l'hôtel-Dieu, il était urgent de pourvoir sans délai au service de cette maison. Il est vrai que le contrat, fait au nom de madame de Bullion, et signé par M. Olier, attribuait la direction de l'hôtel-Dieu aux filles de Saint-Joseph ; mais comme elles n'étaient pas en état de la prendre alors, et qu'il y avait nécessité d'y pourvoir au plus tôt, M. de Queylus crut pouvoir l'offrir aux hospitalières de Québec, dans l'espérance de faire agréer ce projet aux autres associés ses confrères. Toutefois, comme il ne pouvait conclure seul cette affaire, il voulut qu'elle demeurât secrète entre lui et ces religieuses jusqu'à ce qu'elle eût reçu l'approbation de la Compagnie de Montréal.

M. de Queylus étant de retour à Villemarie, Jeanne Mance, qui ne savait rien de ses intentions, lui fit part du dessein qu'elle avait formé de faire le voyage de France : « Monsieur, lui dit-elle, voilà que mon mal empire au lieu de se guérir ; mon bras est quasi tout desséché, et me laisse le reste du corps en danger de quelque paralysie. Je ne le puis aucunement remuer, et même on ne peut y toucher sans me causer les plus vives douleurs. Cet état me met dans un embarras extrême, étant chargée d'un hôpital auquel je ne puis subvenir, et me voyant obligée de demeurer ainsi inutile tout le reste de mes jours. Cela étant,

voyez ce qu'il est à propos que je fasse. Ne serait-il
pas bon que j'allasse en France trouver la fondatrice
pendant qu'elle est encore vivante, et que je parlasse
aussi à messieurs de la Compagnie de Montréal, afin
d'obtenir de la fondatrice, s'il se peut, un fonds pour
des religieuses, puisque aussi bien la Compagnie n'est
pas présentement en état de faire cette dépense avec
les autres que ce lieu requiert ; et moi, de mon côté,
je ne peux plus soigner les malades. Si je réussis,
je tâcherai d'amener ces bonnes hospitalières de La
Flèche, avec lesquelles feu M. Olier et les autres
associés ont, il y a déjà longtemps, passé contrat pour
le même dessein. Qu'en dites-vous, monsieur ? »

M. de Queylus lui répondit avec empressement
qu'elle ne pouvait mieux faire. Il pensait trouver,
dans le voyage de Jeanne Mance, une occasion favo-
rable d'exécuter le dessein qu'il méditait de son côté,
en appelant à Villemarie quelques-unes des hospitalières de Québec, sous le prétexte de la remplacer
pendant son absence. Mais, craignant de la blesser
s'il lui faisait connaître le fond de sa pensée, il fei-
gnit un motif spécieux, qui n'eut pas tout le succès
qu'il s'en était promis. Ce fut de prier un de ses confrères, qui avait étudié la médecine, d'aller à Québec
visiter une hospitalière dont la santé était ébranlée,
et de la conduire à Villemarie sous prétexte de hâter

son rétablissement par le changement d'air. Cette religieuse, personne de mérite que M. de Queylus se proposait de mettre à la tête de l'hôtel-Dieu, partit donc
accompagnée d'une de ses sœurs, pour Villemarie où
elles arrivèrent le 18 septembre 1658.

Dès qu'elles furent débarquées, M. de Queylus, qui
n'avait rien dit à Jeanne Mance de leur voyage, alla
aussitôt la prévenir de leur arrivée, et lui dit : « Voici
deux bonnes filles hospitalières qui arrivent ; l'une
d'elles a besoin de changer d'air ; elles vont venir
vous saluer, et vous demander le couvert. » Peu après
les deux religieuses entrèrent. Jeanne Mance, un peu
surprise, ne put s'empêcher de soupçonner dans leur
arrivée quelque dessein d'établissement ; elle les reçut
cependant de la manière la plus charitable, leur donna
une chambre de sa maison, et leur dit agréablement :
« Vous venez, mes mères, et moi je m'en vais. »

Après quelques instants d'entretien avec elles,
Jeanne alla visiter M. de Maisonneuve. Celui-ci, persuadé que ces religieuses étaient venues dans le dessein
de supplanter les hospitalières de La Flèche, et suppo-
sant que Jeanne Mance les avait elle-même appelées à
Villemarie sans lui en rien dire, la reçut un peu froi-
dement. Elle n'eut pas de peine à le détromper sur ce
dernier point ; et lorsqu'elle lui eut appris que ces
religieuses n'étaient venues, disait-on, que pour

changer d'air, ils se mirent à rire l'un et l'autre, et
se séparèrent bons amis.

Le procédé dont M. de Queylus avait usé envers
Jeanne Mance était si peu délicat, qu'elle ne put s'empêcher d'en être blessée ; mais, avec sa charité ordinaire, elle n'en laissa rien voir, elle n'en témoigna
aucun mécontentement. Au contraire, elle combla
d'honnêtetés les deux religieuses, et leur prodigua
tous ses soins pendant les deux jours qu'elle demeura
avec elles avant son départ. La charité, cependant, ne
lui fit point omettre de prendre les précautions nécessaires pour que, pendant son absence, l'administration de l'hôtel-Dieu ne tombât point entre les
mains de ces religieuses. Le contrat de fondation l'en
ayant établie administratrice jusqu'à la fin de ses
jours, elle chargea de ses pouvoirs une pieuse personne nommée mademoiselle de la Bardillière, qui
déploya autant de charité et d'intelligence à soigner
les malades, que de fermeté à empêcher les religieuses
de Québec de s'ingérer dans le service de l'hôtel-
Dieu.

M. de Queylus, voyant que ses desseins n'étaient
plus un secret pour Jeanne Mance, se décida à lui en
parler ouvertement avant son départ. Le principal
motif qu'il alléguait en faveur des hospitalières de
Québec, c'est qu'elles espéraient obtenir une fonda-

tion pour s'établir à Villemarie, tandis que les hospitalières de La Flèche n'avaient point de revenus assurés. Il alla jusqu'à prier Jeanne Mance, par l'affection qu'elle portait à l'hôtel-Dieu, où elle ne pouvait plus être utile, de faire agréer ces religieuses aux associés de Montréal lorsqu'elle serait à Paris.

La vertu de Jeanne Mance et son parfait détachement parurent avec éclat dans cette circonstance. Elle désirait ardemment les hospitalières de Saint-Joseph, elle n'avait jamais songé à un autre institut ; cependant elle porta l'abnégation de ses propres vues jusqu'à promettre à M. de Queylus, non-seulement d'engager les associés à faire choix de celles de Québec, si elles pouvaient obtenir la fondation dont il lui parlait, mais encore d'aller elle-même solliciter madame la duchesse d'Aiguillon de faire cette fondation. Enfin, pour ne rien négliger de ce qui pouvait procurer la réussite de son dessein, M. de Queylus eut soin d'écrire aux associés et à M. de la Dauversière lui-même les motifs qui le portaient à demander pour l'hôtel-Dieu de Villemarie des hospitalières de Québec, ajoutant qu'elles étaient désirées par toute la colonie. Mais l'état d'infirmité de Jeanne Mance, qui avait fait naître ce projet, n'était, dans les conseils secrets de la Providence, qu'un moyen ménagé pour attirer au contraire à Villemarie les hospitalières de La

Flèche ; et Dieu ne permettait qu'il s'élevât tant d'obstacles contre leur départ, que pour montrer ensuite
avec plus d'éclat que leur établissement dans l'île de
Montréal serait son ouvrage.

Depuis la chute que Jeanne Mance avait faite, il lui
était impossible de se rendre à elle-même le moindre
service, même de s'habiller ; elle avait donc absolument besoin d'une personne de confiance qui prît soin
d'elle dans son voyage. La sœur Bourgeoys, qui ne
pouvait pas suffire seule au travail des écoles, n'eut
pas plus tôt appris son dessein, qu'elle alla s'offrir
pour l'accompagner. Elle espérait ramener de France
quelques pieuses filles, désireuses de se consacrer à
l'instruction des enfants ; elle devait y réussir et
donner naissance à la congrégation de Notre-Dame, la
troisième des communautés destinées à faire honorer
la Sainte-Famille en Canada.

XIV

DEUXIÈME VOYAGE DE JEANNE MANCE. — ELLE VISITE M. DE
LA DAUVERSIÈRE. — ELLE EST MIRACULEUSEMENT GUÉRIE PAR
L'INTERCESSION DE M. OLIER. — RÉCIT QU'ELLE FAIT DE SA GUÉ-
RISON.

Jeanne Mance et sa compagne partirent donc de
Villemarie le 29 septembre 1658. Après un séjour
d'une semaine à Québec, où elles reçurent des sœurs
hospitalières l'accueil le plus affectueux, elles s'embarquèrent pour la France le 14 octobre. « A la
réserve de cinq ou six hommes catholiques, dit la
sœur Bourgeoys dans ses *Mémoires,* tout le reste de
l'équipage se trouvait composé de huguenots ; et,
contre les ordonnances du roi, ils chantaient réguliè-
rement leurs prières soir et matin, et à d'autres mo-
ments de la journée. Quoique mademoiselle Mance
fût incapable de se remuer, et qu'elle restât constamment dans la chambre aux canons, elle ne laissa pas
d'exercer sur ces hérétiques l'ascendant que sa vertu et
son rare mérite lui donnaient, comme naturellement,
partout où elle était. Lorsqu'on fut arrivé sous la

ligne (1), elle les pria de ne plus chanter selon leur
coutume, ajoutant qu'elle était obligée de rendre
compte de tout ce qui se faisait sur le navire ; et,
après cette seule observation, ils cessèrent entièrement leurs chants. »

Aussitôt que Jeanne Mance fut débarquée à La
Rochelle, elle se mit en route pour La Flèche, afin
de voir M. de la Dauversière, le fondateur des hospitalières qu'elle avait le désir d'établir à Villemarie.
L'état de son bras lui rendant intolérable le mouvement de la voiture, il lui fallut s'y faire porter en
brancard. Chemin faisant, elle se sentit la dévotion
de prier à la célèbre chapelle de Notre-Dame des
Ardilliers pour le succès de son voyage ; elle s'arrêta
donc à Saumur, puis se rendit enfin à La Flèche, où
elle arriva bien fatiguée des secousses douloureuses
que ses porteurs n'avaient pu lui éviter dans un si
long trajet. M. de la Dauversière la reçut d'abord
avec beaucoup de froideur. Informé par des lettres
venues du Canada de l'arrivée des hospitalières de
Québec à Villemarie, il crut que Jeanne Mance venait
lui faire rendre compte des fonds de l'hôtel-Dieu, pour
se détacher ensuite de la Compagnie de Montréal, et
donner l'administration de la maison à ces filles.
Jeanne Mance l'eut bientôt délivré de ses inquiétu-

(1) C'est-à-dire dans les eaux françaises.

des ; elle lui fit part de ses dispositions touchant les hospitalières de La Flèche, et lui découvrit le dessein qu'elle avait de faire toutes les instances possibles auprès de madame de Bullion pour qu'elle les fondât à Villemarie, comme elle y avait fondé l'hôtel-Dieu. M. de la Dauversière se réjouit alors de la voir toujours dans les mêmes sentiments, et il lui dit : « M. de Queylus a beau faire, il n'empêchera pas que nos filles n'aillent à Montréal, et que les desseins de Dieu ne s'accomplissent. »

Néanmoins, lorsque Jeanne Mance se fut fait transporter à Paris, elle voulut s'acquitter religieusement de la promesse qu'elle avait faite à M. de Queylus avant son départ. Elle visita donc madame la duchesse d'Aiguillon, et, lui ayant exposé l'état de pénurie où se trouvait réduit l'hôtel-Dieu de Villemarie, elle lui proposa d'y faire une fondation pour les mêmes hospitalières qu'elle avait déjà fondées à Québec. L'insuccès de sa démarche fut une nouvelle preuve de la conformité des vues de Jeanne Mance avec celles de la Providence sur l'hôtel-Dieu de Villemarie. Cette dame si charitable, dont un de ses contemporains a dit qu'elle ne se refusait jamais à une bonne œuvre, ne voulut point se charger de celle que Jeanne Mance lui proposait ; et dès lors il ne fut plus question du projet de M. de Queylus. Voici enfin comment la divine Providence fit trouver pour les hospitalières de La Flèche la fondation qu'elles désiraient, et dont le défaut avait empêché jusqu'alors leur départ pour Villemarie.

Aussitôt après son arrivée à Paris, Jeanne Mance s'était empressée de visiter M. de Bretonvilliers, successeur de M. Olier dans la supériorité du séminaire de Saint-Sulpice, et, comme lui, tout dévoué à l'œuvre de Montréal. Elle alla voir ensuite son excellente et charitable amie madame de Bullion. L'un et l'autre, voyant de leurs yeux l'état où sa chute l'avait réduite, en furent vivement affligés, et lui témoignèrent un vif désir d'apporter quelque soulagement à ses souffrances.

Quelques jours après, les membres de la Compagnie de Montréal s'étant réunis, Jeanne Mance se rendit à leur assemblée, pour leur faire un fidèle exposé de l'état de la colonie à laquelle ils s'intéressaient si généreusement. Elle leur représenta l'impossibilité où elle se trouvait de continuer à prendre soin de l'hôtel-Dieu, son âge, et surtout son état d'infirmité l'en empêchant absolument. Elle ajouta que, puisqu'il était nécessaire qu'elle fût aidée dans cette œuvre, le temps lui semblait venu d'envoyer à Montréal quelques-unes de ces bonnes hospitalières de La Flèche, sur lesquelles M. Olier et eux tous avaient jeté les yeux. Enfin, elle leur promit de faire tout ce qu'elle pourrait auprès de sa chère dame fondatrice, dont la grande charité ne savait rien lui refuser, pour en obtenir une fondation en faveur des hospitalières.

Les associés de Montréal exprimèrent d'abord à Jeanne Mance toute leur reconnaissance pour les services éminents qu'elle n'avait cessé de rendre à la colonie, et pour la sollicitude qu'elle voulait bien porter à l'hôtel-Dieu dans cette occasion; puis, affligés qu'ils étaient de voir son état d'infirmité, ils se mirent à parler entre eux des moyens qu'ils pourraient tenter pour la guérir pendant son séjour à Paris; et ils furent unanimement d'avis de consulter à cet effet ce qu'il y avait de plus célèbres médecins et chirurgiens dans la capitale. M. Duplessis, baron de Montbar, l'un des associés, offrit aussitôt de la faire conduire, par sa propre sœur, chez les plus habiles médecins que l'on venait de nommer; et l'assemblée s'empressa d'approuver cette proposition.

Tous les docteurs les plus expérimentés que consulta Jeanne Mance répondirent d'un commun accord, après avoir bien examiné l'état de son bras, que le mal était trop invétéré et la personne trop avancée en âge, pour qu'on pût jamais espérer de la guérir. Considérant d'ailleurs que la peau du bras était toute desséchée, que le bras et la main demeuraient sans mouvement, presque sans chaleur et sans vie, n'ayant plus de sensibilité que pour causer à la malade les plus vives douleurs dès qu'on venait à y toucher, ils déclarèrent qu'il y avait tout lieu de craindre que le mal du bras ne se communiquât à tout le côté droit, et que, si quelque charlatan osait entreprendre de la traiter, il risquerait, au lieu de la soulager, d'irriter les humeurs, et de la rendre paralytique de la moitié du corps.

Une sœur de Jeanne Mance chez laquelle celle-ci logeait à Paris, près de l'église Saint-Sulpice, rue Férou, et un chanoine de la Sainte-Chapelle, son parent, M. Dolebeau (1), consultèrent de leur côté une assemblée de médecins et de chirurgiens, qui conclurent tous unanimement que son bras et sa main étaient absolument incurables. « Les chirurgiens et les autres personnes capables et habiles en ces matières », dit Jeanne Mance elle même, dans un écrit dont nous parlerons bientôt, « m'assuraient qu'il n'y avait point de remède pour me rendre l'usage de la main; mais qu'il fallait seulement tâcher d'empêcher que la chaleur naturelle ne se retirât, et que mon bras ne vînt à se dessécher tout-à-fait et à mourir. »

(1) Nicolas Dolebeau, docteur de Sorbonne, chanoine de Langres et de la Sainte Chapelle de Paris, fut un zélé défenseur de la foi catholique contre les erreurs du jansénisme.

Voyant donc que les médecins ne lui donnaient aucun espoir de guérison, et que même on lui interdisait toute espèce de traitement, Jeanne Mance ne songea plus qu'aux moyens d'obtenir une fondation pour ses chères hospitalières de La Flèche. Tandis qu'elle s'en occupait, la pensée lui vint d'aller rendre honneur au tombeau du vénérable M. Olier, de la sainteté duquel elle avait la plus haute estime, et dont les conseils avaient autrefois été si utiles à son âme. Le corps de M. Olier était en dépôt dans la chapelle du séminaire de Saint-Sulpice, et son cœur avait été embaumé séparément. Jeanne se rendit donc au séminaire avec la sœur Bourgeoys, dans l'espérance que M. de Bretonvilliers leur permettrait d'entrer à la chapelle. Mais alors, comme aujourd'hui, l'entrée de la maison était interdite aux personnes du sexe, et il fallait traverser la cour pour pénétrer dans la chapelle. M. de Bretonvilliers les pria donc de venir dans un moment où la communauté serait à l'église de la paroisse, et il leur assigna, pour cette visite, le jour de la Purification, 2 février de cette année 1659, ajoutant que pendant l'office de la paroisse il célébrerait lui-même la messe dans la chapelle du séminaire, où elles pourraient communier, et qu'ensuite il leur apporterait le cœur de M. Olier qu'il conservait religieusement dans son oratoire.

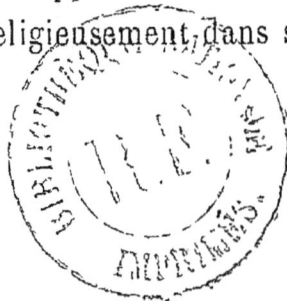

6

Au jour fixé par M. de Bretonvilliers, Jeanne Mance se rendit seule au séminaire; la sœur Bourgeoys, pressée d'aller à Troyes pour y chercher des âmes dévouées qui voulussent l'aider dans l'œuvre des écoles, l'avait quittée depuis quelques jours. Jeanne Mance, en faisant son pieux pèlerinage, ne pensait point du tout à demander sa guérison. Mais Dieu voulait manifester, par un témoignage singulier, l'approbation qu'il donnait aux entreprises de cette sainte fille, et faire voir que cette infirmité n'avait été ordonnée par sa providence que pour attirer à Ville-marie les filles de Saint-Joseph; il permit donc que Jeanne Mance fût miraculeusement guérie par l'attouchement du cœur de M. Olier, et que cette guérison lui fît trouver aussitôt la fondation qu'elle désirait pour l'établissement de ces filles.

Nous ne saurions faire un récit plus naïf ni plus fidèle de ce miracle, qu'en rapportant la relation qu'elle-même en écrivit :

« Etant tout à fait privée de l'usage de ma main depuis le moment de ma chute, qui fut le dimanche 28 janvier 1657, à huit heures du matin, jusqu'au 2 février 1659, à dix heures, je n'usais d'aucun remède, n'espérant plus de guérison, n'ayant pas même la pensée de demander un miracle. J'étais contente de me soumettre à l'ordre de Dieu, et de demeurer ainsi toute ma vie en cet état de privation douloureuse et pénible. J'avais désiré de voir le cercueil de M. Olier, non pas dans la vue de mon soulagement, mais dans l'intention de l'honorer, l'estimant un très-grand serviteur de Dieu. J'eus la permission de le voir le jour de la Purification de la sainte Vierge. Je savais qu'il avait pendant sa vie grande dévotion à ce jour. Comme je fus sur le point d'entrer dans la chapelle où repose son corps, la pensée me vint de demander à Dieu, par les mérites de son serviteur, qu'il lui plût de me donner un peu de force et quelque soulagement à mon bras, afin que je m'en pusse servir dans les choses nécessaires, comme pour m'habiller et pour accommoder notre autel à Montréal. Je dis : ô mon Dieu ! je ne demande point de miracle, car j'en suis indigne ; mais un peu de soulagement, et que je me puisse aider de mon bras.

» Comme j'entrais dans la chapelle, il me prit un grand saisissement de joie, si extraordinaire, que de ma vie je n'en ai senti de semblable. Mon cœur en était si plein, que je ne le puis exprimer. Mes yeux étaient comme deux fontaines de larmes qui ne tarissaient point : ce qui venait si doucement, que je me sentais comme toute fondue, sans aucun effort ni travail de ma part pour m'exciter à telle chose, à quoi je ne suis pas naturellement disposée. Je ne peux ex-

primer cela, sinon en disant que c'était un effet de la
grande complaisance que je sentais du bonheur que
possède ce bienheureux serviteur de Dieu. Je lui par-
lais comme si je l'eusse vu de mes yeux, et avec beaucoup plus de confiance, sachant qu'il me connaissait
à présent bien mieux que lorsqu'il était au monde;
qu'il voyait mes besoins et la sincérité de mon cœur,
qui ne lui avait rien caché. » M. Dollier de Casson,
prêtre de Saint-Sulpice, avait appris les circonstances
de cette guérison de la propre bouche de Jeanne Mance,
et il en rapporte quelques-unes qui méritent d'être
conservées. « Marchant vers la chapelle, dit-il, elle
vit M. Olier aussi présent en son esprit qu'on le pouvait avoir présent sans vision; ce qui lui fit ressentir
une joie si grande pour les avantages que les vertus
de ce serviteur de Jésus-Christ lui avaient acquis devant Dieu, que, voulant ensuite se confesser, elle
avoue qu'il lui fut impossible de le faire, et qu'elle
ne put dire autre chose à son confesseur sinon :
Monsieur, je suis saisie d'une telle joie, que je ne
puis vous rien exprimer. »

« J'entendis la sainte messe, poursuit Jeanne Mance,
et communiai dans cette douceur extraordinaire, ne
songeant point à mon bras qu'après la messe, lorsque
M. de Bretonvilliers s'en allant à la paroisse pour
assister à la procession, je le priai de me donner le,

cœur de feu M. Olier pour le faire toucher à mon bras,
lui disant que je croyais que je n'aurais plus que faire
du sang des taureaux et des bœufs pour ma guérison :
car j'eus dès lors une confiance certaine d'être exaucée. Il me l'apporta et se retira, et moi, ayant pris
ce précieux dépôt de ma main gauche, et pensant aux
grâces que Dieu avait mises dans ce saint cœur, je le
posai sur ma main droite tout enveloppée qu'elle était
dans mon écharpe, et au même moment je sentis que
ma main était devenue libre, et qu'elle soutenait sans
appui le poids de la boîte de plomb où le cœur est
renfermé : ce qui me surprit, m'étonna merveilleu-
sement, et m'obligea de louer et de bénir la bonté divine de la grâce qu'elle me daignait faire, de manifester en moi la gloire et le mérite de son saint serviteur. Je sentis en même temps une chaleur extraordinaire se répandre par tout mon bras, jusqu'aux
extrémités des doigts, et l'usage de ma main me fut
rendu dès ce moment. » A ces détails, M. Dollier de
Casson ajoute encore les circonstances suivantes : « Mademoiselle Mance ayant pris ce cœur, tout pesant, à
cause du métal où il était enchâssé et du coffret de
bois qui renfermait tout le reste, et l'ayant appuyé
sur son bras, tout enveloppé de plusieurs différents
linges attachés avec une multitude d'épingles, soudain
voilà qu'une grosse chaleur lui descend de l'épaule et

vient lui occuper le bras tout entier. Dans un instant
son bras passe d'une extrême froideur à cet état de
chaleur dont nous parlons, et en même temps toutes
ses ligatures et ses enveloppes se défont d'elles-mêmes. »
Voyant que la liberté de son bras et de sa main lui
était rendue d'une manière si évidemment miraculeuse, Jeanne Mance voulut en consacrer à Dieu le
premier usage par le signe de la croix qu'elle fit alors,
ce qu'elle n'avait pu depuis sa chute.

Les transports de sa reconnaissance et l'excès de sa
joie furent tels, que pendant les huit premiers jours
qui suivirent sa guérison, elle en demeura comme
ravie hors d'elle-même. Néanmoins, immédiatement
après le miracle, ayant déposé le cœur dans l'endroit
de la chapelle que M. de Bretonvilliers lui avait indiqué, elle eut assez de présence d'esprit pour re-
mettre son bras dans son écharpe, afin que le portier
ne s'aperçût de rien, et que M. de Bretonvilliers fût
le premier à apprendre un prodige si étonnant. Elle
retourna donc ainsi à la maison de sa sœur, qui était
alors absente, et qui arriva peu après. Jeanne Mance,
voulant lui faire connaître le bienfait qu'elle venait
de recevoir, et ne pouvant parler à cause de l'excès
de la joie qui inondait son âme, et qui lui ôtait toute
liberté de proférer aucune parole, se mit aussitôt à
agir de sa main droite, lui montrant par cette sorte

de langage qu'elle n'y avait plus de mal. Sa sœur,
transportée à son tour de la plus inexprimable allégresse, ne put d'abord lui répondre que par ses larmes ; surmontant ensuite son émotion : « Ma sœur,
lui dit-elle, qu'est-ce que je vois ? Est-ce la sainte
Épine qui a fait cette merveille ? (1) » — « Non, répond-
elle, Dieu s'est servi du cœur de M. Olier. » — « Ah !
lui dit sa sœur, il faut le publier partout ; je vais
l'apprendre aux Carmes-Déchaussés et dans les communautés du voisinage. » — « Non, ma sœur, reprend
Jeanne Mance, ne le faites pas : Messieurs du séminaire n'en savent rien encore ; il faut qu'ils le
sachent les premiers ; après leur récréation nous irons
le leur apprendre. » Cela dit, elles se mirent à table,
car l'heure de leur dîner était venue. Mais il leur fut
impossible de toucher à rien de ce qui leur avait été
servi, la joie qui inondait leurs cœurs faisant oublier
à l'une et à l'autre les besoins du corps, et leur tenant lieu de toute nourriture.

Sur les deux heures, elles allèrent au séminaire de
Saint-Sulpice. Une partie de la communauté était déjà
retournée à l'église paroissiale pour l'office du soir.
Jeanne Mance, apprenant que M. de Bretonvilliers
était encore dans la maison, le fit appeler ; et dès

(1) La sainte Couronne d'épines était alors religieusement con-
servée dans la Sainte-Chapelle à Paris.

qu'il fut assez près pour qu'elle pût se faire facilement entendre de lui : « Monsieur, lui dit-elle en lui montrant sa main, voilà des effets de M. Olier. » A cette vue, M. de Bretonvilliers, comblé de consolation, dit à Jeanne Mance : « Ayant été témoin ce matin des effets de votre confiance, je croyais bien que vous seriez exaucée. » Sur-le-champ il réunit tout ce qui était resté d'ecclésiastiques au séminaire, les conduisit avec Jeanne Mance dans la même chapelle où le miracle avait été opéré, et tous en rendirent à Dieu de vives actions de grâces. M. de Bretonvilliers lui demanda ensuite si sa main droite était assez libre pour qu'elle pût certifier par écrit la vérité du fait qui s'était passé en elle. Sur sa réponse affirmative, on apporta du papier et de l'encre, et aussitôt elle en donna cette courte déclaration dans le lieu même :

« Jésus, Marie, Joseph.

» Le 2 février 1659, en la chapelle du séminaire, après la sainte messe, j'ai écrit ces mots de ma main droite, de laquelle je n'avais eu aucun usage depuis deux ans. — JEANNE MANCE. »

Cette déclaration, qu'on conserve en original au séminaire de Saint-Sulpice, porte encore comme une impression vivante de l'émotion involontaire qu'éprouvait Jeanne Mance lorsqu'elle l'écrivit. Quoique les lettres en soient toutes bien formées, l'écriture en est toute tremblante ; ce qui fait dire à M. Dollier de Casson, dans la relation qu'il nous a laissée de ce miracle : « Si l'écriture a quelque défaut, il faut l'attribuer à l'extrême joie dont mademoiselle Mance était émue, et non à l'infirmité du bras et de la main. » En effet, le 13 du même mois, Jeanne Mance écrivit de cette même main une déclaration détaillée, que nous avons déjà rapportée en très-grande partie, et dont l'écriture, ferme et nette, ne diffère en rien de celle qui lui était ordinaire avant sa chute. Après avoir pris Dieu à témoin de la vérité de cette relation, elle la conclut par ces paroles : « Je déclare que tout ce que j'ai écrit ci-dessus, en ces deux petites feuilles, est véritable et sincère : En foi de quoi je l'ai écrit et signé de la même main dont j'ai reçu l'usage.

A Paris, ce 13 février 1659.

JEANNE MANCE. »

XV

Le bruit de ce merveilleux événement ne tarda pas
à se répandre dans Paris. Dès le lendemain, 3 février, qui était un lundi, les membres de la Compagnie de Montréal s'empressèrent de se réunir en assemblée, et prièrent Jeanne Mance de -leur en faire
le récit. Elle satisfit leur pieuse curiosité avec ce même
sentiment de joie extraordinaire qui avait précédé sa
guérison. Ces messieurs ne purent l'entendre sans
être pénétrés d'une vive reconnaissance pour Dieu
qui honorait d'une manière si éclatante la mémoire
de leur confrère M. Olier, et qui rendait à mademoiselle Mance une santé si précieuse pour la colonie. Ils se plaisaient à voir, dans cette grâce singulière, une marque indubitable de la bénédiction de
Dieu sur l'œuvre qu'ils avaient entreprise, et à laquelle M. Olier avait lui-même pris une part si ac-
tive.

Ce ne furent pas seulement les associés de Montréal

qui firent paraître cet empressement à connaître les
particularités de ce miracle; Jeanne reçut la visite
d'une multitude de personnes de distinction, avides
d'en entendre le récit de sa propre bouche. Toutes
.ces dames, qui se succédaient pour la voir, se retiraient aussi satisfaites des belles qualités de sa personne qu'édifiées de sa grande piété. C'était parmi
elles à qui aurait le bonheur de la posséder quelques
heures dans sa maison, et comme Jeanne avait le
don de gagner tout le monde par son abord et par
les charmes secrets de sa vertu, elle devint l'objet de
la vénération de tous ceux qui la connaissaient. On
la regarda bientôt comme une sainte à laquelle Dieu
accordait des miracles, et il arriva même que quelques personnes coupèrent, par dévotion, des mor-
ceaux de sa robe pour les garder comme des reliques,
ce qui l'obligea à la fin à ne plus sortir qu'en voiture. « Je lui ai entendu raconter ces détails par
récréation, rapporte la sœur Morin, et elle en parlait
comme d'une absurdité: — « L'estime qu'on avait
conçue de moi, disait-elle, me faisait souffrir une
sorte de martyre, puisque de ma part je n'avais con-
tribué à cette merveille que par ma misère et mon
infirmité, qui avait attiré sur moi la miséricorde de
Dieu; aussi me tardait-il de quitter Paris, afin de
n'être plus connue. »

L'empressement de toutes ces personnes à voir Jeanne Mance avait pour motif la certitude incontestable, et même la persévérance du miracle, toujours subsistant, qui s'était opéré en elle. « Il se réitère tous les jours, de l'aveu de tous ceux qui veulent prendre la peine de voir le bras de mademoiselle Mance, écrit M. Dollier de Casson ; car il y a cela de particulier dans ce miracle, qu'il est continuel et manifeste, l'articulation du poignet étant demeurée disloquée comme auparavant. Malgré cela, elle se sert de son bras et de sa main sans éprouver aucune douleur, et comme s'ils étaient en bon état. C'est aussi ce que tous les hommes experts en ces matières ont avoué et attesté. »

Les plus importantes de ces attestations sont, sans doute, celles des deux chirurgiens qui avaient traité Jeanne Mance avant son voyage en France, et qui, à son retour en Canada, certifièrent le prodige dont nous parlons. Le sieur Madry, dans sa déclaration du 25 août de l'année suivante, s'exprimait en ces termes : « Depuis que mademoiselle Mance est retournée de France, je l'ai vue se bien servir de sa main droite, et le bras fortifié, ce qui ne se peut faire par remèdes humains. » Etienne Bouchard, dans son rapport du 10 juillet de la même année, disait pareillement : « Et maintenant je reconnais qu'elle est bien

7

guérie, et qu'elle s'aide parfaitement de son bras et de
sa main, quoique la dislocation ne soit pas remise en
son lieu et place. »

Personne n'éprouva une joie plus vive de la guérison de Jeanne Mance que sa charitable amie madame
de Bullion. Dès le lendemain du jour où elle avait
recouvré l'usage de sa main, Jeanne s'était empressée
d'aller lui faire part de son bonheur. Madame de Bullion, toute joyeuse de la grâce que Dieu avait accordée
à sa pieuse amie, ne put s'empêcher de voir en ce
prodige une marque de la volonté divine sur l'établissement des filles de Saint-Joseph à Villemarie. Elle
remit donc à Jeanne Mance la somme de vingt-deux
mille livres pour leur servir de fondation; elle voulut,
de plus, payer tous les frais de son voyage, lui fit
quantité de présents, lui donna des ornements d'église
et divers bijoux pour les employer au culte divin, et
plusieurs sommes destinées à soulager les familles les
plus pauvres de Villemarie.

Ce fut, sans doute, alors qu'arriva ce que raconte
la sœur Morin dans les *Annales des hospitalières de Villemarie*. Madame de Bullion, toujours fidèle à cacher
ses charités sous le voile de l'anonyme, ne voulait
point qu'on sût qu'elle fondait l'établissement des
sœurs de Saint-Joseph ; elle remettait donc directement à Jeanne Mance des sacs d'argent que celle-ci

emportait dans son tablier, après ses visites. « Elle m'a raconté plusieurs fois agréablement, dit la sœur Morin, que, se faisant conduire chez madame de Bullion en chaise à porteur, un soir ses porteurs lui dirent : « D'où vient donc, mademoiselle, que, quand vous venez ici, vous êtes moins pesante que quand vous retournez chez vous ? Assurément cette dame vous aime, et vous fait des présents. » Cette observation lui fit craindre d'être volée, et elle jugea à propos de changer de porteurs aussi bien que d'heure pour aller chez madame de Bullion.

Jeanne Mance ayant reçu, à diverses reprises, de cette charitable dame, les vingt-deux mille livres destinées à la fondation des sœurs de Saint-Joseph à Villemarie, un contrat fut passé entre les associés de Montréal et M. de la Dauversière, en vertu duquel trois sœurs hospitalières et une domestique devaient être envoyées de France à Villemarie dans le plus bref délai, pour y servir gratuitement les pauvres malades de l'hôtel-Dieu ; une rente de deux mille livres était assignée pour leur entretien personnel. Il fut aussi convenu que Jeanne Mance serait jusqu'à sa mort chargée de l'administration des biens des pauvres. C'est ainsi que par la générosité de madame de Bullion, par le zèle persévérant de Jeanne Mance et par la protection de M. Olier, M. de la Dauversière vit se réaliser les desseins qui lui avaient été surnaturellement indiqués plusieurs années auparavant, et dont l'exécution paraissait impossible ; l'établissement des sœurs de Saint-Joseph en Canada était définitivement conclu et arrêté.

A la suite de la détermination prise par les associés de Montréal, Jeanne Mance écrivit aux hospitalières de La Flèche pour les prier de venir la rejoindre à La Rochelle où elle devait s'embarquer pour le Canada. En même temps elle écrivit à M. de la Dauversière, fondateur de l'institut, et qui devait conduire ces religieuses à La Rochelle ; puis elle se mit elle-même en route, afin de pourvoir, avant leur arrivée, à tous les préparatifs du voyage.

Nous avons vu que, lorsqu'elle débarqua à La Rochelle l'année précédente, son bras était dans un tel état d'irritation, que le mouvement de la voiture la plus douce lui causait d'excessives douleurs, tellement qu'elle dut se faire transporter à La Flèche sur un brancard. Depuis le 2 février, jour de sa guérison, son rétablissement fut si parfait, et l'usage du bras et de la main lui fut si complétement rendu, qu'elle put faire à cheval le long voyage de Paris à La Rochelle. Mais, comme si la vérité de sa guérison n'eût pas été assez authentiquement constatée, Dieu permit qu'il lui arrivât, pendant ce voyage, un accident dont le résultat fut de donner à ce miracle la certitude la plus complète, et de le rendre indiscutable même pour les esprits les moins disposés à y croire.

« Elle se trouvait à huit lieues de La Rochelle, dit M. Dollier de Casson, quand le cheval qui la portait, et qui était fort ombrageux, ayant été assailli par des chiens, entra soudain dans une telle frayeur que, se détournant brusquement de la route, il s'élança par-dessus un fossé, et renversa rudement par terre mademoiselle Mance en la jetant très-loin. On eut lieu d'admirer, dans cet accident, la protection spéciale de Celui qui l'avait guérie ; car, bien qu'elle fût tombée sur sa main droite, la même qui avait été disloquée et estropiée, elle n'y eut rien de rompu, ni de démis, non plus qu'à son bras, et n'éprouva dans cet accident qu'une légère écorchure. »

Cependant le bruit de cette chute s'étant bientôt répandu, une personne offusquée, sans doute, de l'éclat que la guérison de Jeanne Mance par l'attouchement du cœur de M. Olier avait produit dans tout Paris, en prit occasion de décrier ce miracle. Usant d'une expression aussi inconvenante et bouffonne qu'elle était nouvelle, elle écrivit à un Jésuite de La Rochelle : « Enfin le miracle est *démiraclé* ; et la chute arrivée à la demoiselle l'a mise en pareil état que celui où elle était autrefois. » Ce Jésuite, que ses

connaissances anatomiques mettaient à même de juger
des ruptures et des dislocations de membres, alla visiter Jeanne Mance à La Rochelle pour s'assurer de la
chose. Persuadé de la véracité de son correspondant,
il exprima tout d'abord à Jeanne Mance ses regrets
de ce qu'on avait voulu abuser le monde, en faisant
passer pour réelle une guérison qui n'en avait que
l'apparence. « Mon Père, lui dit aussitôt Jeanne
Mance, vous avez été mal informé ; tant s'en faut que
ma chute diminue l'estime du miracle opéré sur moi,
qu'au contraire elle doit l'augmenter davantage encore : car je devrais m'être disloqué et cassé le bras.
Au reste, mon Père, voyez vous-même si le miracle
de Paris n'est pas véritable. Il subsiste encore ; re-
gardez le bras, et portez-en votre jugement. » Ce bon
religieux s'approcha ; il examina l'état du bras et du
poignet, et voyant que, malgré la dislocation qui subsistait toujours, Jeanne Mance se servait de l'un et de
l'autre avec autant de liberté que si elle n'eût jamais
eu ni dislocation ni fracture, il dit tout haut : « Ah !
j'écrirai à celui qui m'a envoyé cette lettre, qu'il faut
respecter ceux que Dieu veut honorer. Il a voulu faire
connaître son serviteur par ce miracle ; il ne faut pas
aller contre sa volonté, mais rendre à M. Olier les
hommages que Dieu veut que nous lui rendions. »

XVI

Cependant les trois religieuses hospitalières choisies par leur saint fondateur, M. de la Dauversière,
pour l'établissement de Montréal, venaient de quitter
La Flèche, malgré plusieurs obstacles visiblement
aplanis par la divine Providence. Elles partirent pour
La Rochelle, conduites par M. de la Dauversière et escor-
tées par plusieurs cavaliers, entre autres M. de Saint-
André, qui se proposait d'aller avec sa femme se
fixer à Montréal. Jeanne Mance, informée de l'appro-
che des hospitalières, alla à leur rencontre et les fît
descendre de cheval pour les conduire en voiture
jusqu'à la ville. Après avoir fait leur visite à l'é-
glise, elles se rendirent à l'auberge où Jeanne Mance
était logée, et elles y demeurèrent jusqu'à leur embarquement, ne sortant de leur chambre que pour
assister à la sainte messe dans l'église la plus proche.

et pour visiter l'hôpital, La sœur Bourgeoys vint
bientôt les rejoindre, ainsi que plusieurs personnes
dont les unes étaient poussées vers le Canada par
le désir d'y travailler pour Dieu, et les autres étaient
recrutées pour le service de la colonie par les associés de Montréal. Il y avait en tout cent dix personnes.

Le départ de tout ce monde faillit être arrêté,
presque à la veille de l'embarquement, par un obs-
tacle qu'on n'avait pas prévu. Le capitaine du navire,
auquel on avait probablement fait entendre que les
chefs de l'entreprise étaient insolvables, exigeait
d'eux, avant le départ, le prix du passage des cent
dix personnes qu'ils envoyaient à Villemarie, et du
transport de tout le matériel qui leur était destiné.
Tous les fonds avaient été employés à lever des
hommes ou à acheter les denrées nécessaires à la
colonie : il était donc impossible de satisfaire aux
exigences du capitaine. Enfin, après de longs pour-
parlers, celui-ci consentit à ne recevoir le salaire de
son transport qu'après l'arrivée des passagers au
Canada, et il se décida à les embarquer le jour de
la fête de saint Pierre et saint Paul, 29 juin 1659.

Une nouvelle épreuve était réservée aux saintes
filles dont le départ avait souffert tant de difficultés.
Le vaisseau sur lequel elles s'embarquèrent avait
servi pendant deux ans d'hôpital aux troupes de la

marine, sans avoir fait depuis de quarantaine, et se trouvait infecté de miasmes pestilentiels. Il avait à peine pris la mer que la contagion s'y déclara. Huit à dix personnes périrent d'abord, par la faute du capitaine qui, de crainte d'exposer la vie des sœurs hospitalières, avait absolument refusé leurs services, qu'elles avaient généreusement offerts. Mais, enfin, il céda à leurs instances; et ces saintes filles s'étant mises à exercer dans le navire leurs fonctions d'hospitalières, dès ce moment il n'y mourut plus personne, quoique le nombre des malades fût considérable. La plupart des sœurs éprouvèrent les atteintes du mal; Jeanne Mance en ressentit toute la violence, et fut réduite à l'extrémité, mais elle guérit.

Cette maladie pestilentielle ne fut pas la seule épreuve qu'on eut à souffrir dans la traversée, qui dura plus de deux mois. Le navire essuya les plus furieuses tempêtes, et, plusieurs fois les passagers, se voyant en danger imminent de naufrage, se mirent en état de paraître devant Dieu par la réception du sacrement de Pénitence. On eut encore à souffrir de la disette d'eau douce jusqu'à ce qu'on fût entré dans le fleuve Saint-Laurent. Enfin. le navire arriva à Québec le 7 septembre, et les passagers débarquèrent le lendemain. Jeanne Mance, qui était encore malade, fut obligée de s'y arrêter avec plusieurs demoiselles

7.

qu'elle avait amenées de France, et qui étaient malades aussi des suites de la contagion. Quant aux hommes de la recrue, ils s'embarquèrent après quelques jours de repos, et arrivèrent le 29 septembre à Villemarie.

Les trois hospitalières de Saint-Joseph, dont le départ de La Flèche avait éprouvé tant de difficultés, demeurèrent pendant près d'un mois à Québec, retenues par l'opposition que M. de Laval, récemment nommé vicaire apostolique pour le Canada, faisait à leur établissement à Villemarie. Tout zélé qu'il était pour les intérêts de la religion, il avait pris en France de fâcheuses préventions contre l'institut de Saint-Joseph. Il ne pouvait goûter leurs constitutions. rédigées par un homme marié, M. de la Dauversière; et il voyait, dans les observances qu'elles prescrivaient. des choses si extraordinaires et si inusitées pour des filles, qu'il douta s'il pourrait jamais les approuver. Il aurait souhaité qu'elles prissent le costume et les constitutions des hospitalières de Québec, ou qu'elles s'en retournassent en France.

Il est aisé de penser combien toutes ces contrariétés durent exercer la patience de la femme courageuse et dévouée qui s'était imposé tant de fatigues pour amener à Villemarie les sœurs de Saint-Joseph. Mais, enfin, l'orage se calma : en présence de la fermeté des hospitalières de La Flèche, M. de Laval se détermina à leur permettre provisoirement de s'établir à Villemarie, et elles partirent dans le courant d'octobre pour prendre possession de l'hôtel-Dieu.

Pendant que les hospitalières de Saint-Joseph s'installaient dans leur maison, Jeanne Mance, dont la convalescence se prolongeait, demeurait à Québec pour achever de se rétablir, et se mettre en état de les rejoindre avant l'hiver. La guérison miraculeuse de son bras fit grande sensation à Québec, où son infirmité précédente avait eu pour témoins tous les habitants de ce lieu; et elle contribua beaucoup à accréditer la sainteté du serviteur de Dieu par l'intercession duquel ce miracle avait été opéré.

Environ trois semaines après que les filles de Saint-Joseph furent établies à Villemarie, Jeanne Mance s'y rendit elle-même et, dans ce voyage, elle eut beaucoup à souffrir de la rigueur excessive du froid. A son arrivée, elle fut étonnée et affligée de voir que les logements destinés aux hospitalières étaient si peu avancés, et elle ne put s'empêcher d'en faire ses plaintes aux personnes qui avaient promis d'en prendre soin. Elle réunit aussitôt tout ce qu'elle put trouver d'ouvriers, et réussit à mettre le bâtiment en état de recevoir ces filles vers le mois de janvier 1660.

A peine y étaient-elles établies, qu'elles se virent

plus menacées que jamais d'être renvoyées en Europe, et de céder la place aux hospitalières de Québec. L'occasion de cette nouvelle épreuve qui vint fondre sur Jeanne Mance, et sur l'œuvre fondée par elle au milieu de tant de difficultés, fut la mort de M. de la Dauversière, décédé le 6 novembre 1659, peu de jours après l'arrivée des hospitalières à Villemarie. Cet homme admirable, qui avait su pratiquer au milieu du monde les plus héroïques vertus, et poursuivre, à travers des tribulations de toutes sortes, l'accomplissement de l'œuvre que la divine Providence lui avait inspiré d'entreprendre, offrit, en ses dernières années, le spectacle de la plus rare patience sous le poids des plus vives et des plus cruelles souffrances. Il se vit frappé à la fois dans sa réputation, dans ses biens, dans son corps ; éprouvé extérieurement par toutes sortes de maux, intérieurement par de grandes peines d'esprit, il supporta toutes ses douleurs avec une résignation pleine d'humilité, de confiance et d'amour pour Dieu, et mourut enfin dans ce calme et cette paix joyeuse qui caractérise la mort des saints.

Un des grands sujets de peine de M. de la Dauversière avait été la perte de sa fortune, renversée de fond en comble, à tel point que sa famille se trouva plongée dans la misère. Pour lui personnellement cette perte ne lui causa pas le moindre regret; mais ce qui l'accablait de douleur, c'était de penser que les débris de sa fortune seraient insuffisants pour satisfaire ses créanciers. Or, parmi ces créanciers se trouvaient les religieuses hospitalières de Villemarie. Les vingt mille livres données par madame de Bullion, pour fonder l'établissement de ces religieuses, avaient été versées par M. de la Dauversière au trésor royal, en à-compte sur ce qu'il devait au roi, comme receveur des finances à La Flèche. Il pensait à les retirer pour les placer à rente, lorsque, peu de temps avant sa mort, le naufrage d'un vaisseau lui fit perdre plus de cent mille livres. Les fonds destinés à la subsistance des hospitalières se trouvèrent dès lors absorbés par les dettes de M. de la Dauversière, et perdus sans ressource.

Les associés de Montréal, épuisés par les dépenses qu'ils faisaient chaque année, et découragés par les difficultés que rencontrait leur œuvre, étaient plus disposés à abandonner Villemarie qu'à envoyer des fonds pour la subsistance des hospitalières. Ils leur écrivirent donc pour les inviter à repasser en France; mais ces saintes filles, ne prenant conseil que de leur dévouement, soutenues par leur confiance en Dieu et par les exhortations affectueuses de Jeanne Mance, se résolurent, au grand contentement de toute la co-

lonie, de rester à Montréal. Leur amour pour la
pauvreté, leur esprit de sacrifice les soutint au milieu
des privations qu'il leur fallut endurer : car pendant
plus de vingt ans, elles ne vécurent que de pain, de
lard et de légumes, et encore en petite quantité ; tout
cela leur venait de la charité d'un pieux laïque de
Paris, et de quelques ecclésiastiques de Saint-Sulpice,
qui leur envoyaient chaque année quatre à cinq cents
livres pour leur entretien.

XVII

Cependant Jeanne Mance, informée de la perte des
fonds qui devaient servir à la subsistance des hospitalières, résolut de faire pour la troisième fois le voyage
de France, afin d'essayer de recouvrer cette fondation, et de soulager ainsi la pauvreté des religieuses
qui se dévouaient si généreusement au service des
malades. Leur présence à Villemarie était plus nécessaire que jamais, à cause des périls continuels
auxquels l'audacieuse férocité des Iroquois exposait
les colons. Toujours acharnés contre les Français, ils
attaquaient tantôt à force ouverte en fondant sur eux,
tantôt en se cachant durant la nuit auprès des maisons pour faire main-basse sur ceux qui viendraient
à franchir le seuil de leurs portes. Les filles de Saint-
Joseph, quoique renfermées dans l'hôtel-Dieu, n'é-

taient pas plus en sûreté que les autres citoyens. Depuis la construction de diverses redoutes qu'on était
obligé de garder nuit et jour, elles n'avaient à l'hôtel-
Dieu, sauf les cas extraordinaires, qu'un seul homme,
incapable d'ailleurs d'en venir aux mains avec l'ennemi. Jeanne Mance, leur plus proche voisine, dont
la maison était contiguë à la leur, eût été dans l'im-
puissance de les secourir, n'ayant avec elle que des
filles et un seul homme, son cuisinier, qui était un vieillard ; en sorte que, si Jeanne Mance et ses hospitalières n'eurent rien à souffrir des Iroquois, ce fut par
une assistance de Dieu, qui veillait à leur conservation. Quelques-uns de ces barbares passèrent plusieurs
fois la nuit dans la cour de l'hôtel-Dieu, cachés dans
de grandes herbes, pour saisir celles des sœurs qui
viendraient à sortir ; ils couchèrent aussi dans la cour
et près des croisées de Jeanne Mance ; mais, quoique
les hospitalières eussent de fréquentes occasions d'aller
la nuit dans leur cour pour le service des malades,
la Providence ne permit pas qu'elles se trouvassent
dans ce besoin quand des sauvages y étaient cachés.

La situation fâcheuse où se trouvait la colonie, sans
cesse harcelée par les Iroquois qui ne permettaient pas
aux colons de cultiver les terres, fit prendre à M. de
Maisonneuve la détermination d'aller lui-même en
France pour obtenir du roi l'envoi de troupes régu-

lières qu'il avait promis d'expédier à Montréal.
Jeanne Mance, pressée de pourvoir à la subsistance de
ses hospitalières, résolut de passer en France avec
M. de Maisonneuve, et ils s'embarquèrent au mois de
septembre pour Québec ; mais M. de Maisonneuve dut
retourner à Villemarie, et Jeanne Mance partit seule
pour la France.

Arrivée à Paris, elle trouva les associés de Montréal
dans le plus profond découragement. La Compagnie,
éprouvée par des contrariétés qu'on lui suscitait,
chargée de grosses dettes qu'elle ne pouvait payer,
cherchait en vain des associés qui n'eussent en vue
d'autre intérêt que celui de la gloire de Dieu ; il est
si difficile de trouver des chrétiens qui entreprennent
volontiers de servir Dieu aux dépens de leur fortune
et de leur tranquillité. Aussi la Compagnie de Montréal était-elle disposée à céder tous ses droits au séminaire de Saint-Sulpice, pour se dissoudre ensuite ; et
Jeanne Mance désirait vivement cette substitution, qui
devait avoir pour effet de donner plus de stabilité à la
colonie.

Pendant le séjour de Jeanne Mance à Paris, un affreux tremblement de terre jeta l'épouvante dans tout
le Canada. A Villemarie, le 5 février, la terre fut
ébranlée avec une telle violence que les maisons chan-
celaient sur leurs fondations. Beaucoup de personnes

se trouvaient alors réunies à l'église pour la prière du
soir ; elles s'empressèrent d'en sortir pour n'être pas
écrasées sous les ruines. Parmi les malades de l'hôtel-
Dieu, ceux qui avaient assez de force pour quitter
leurs lits se traînaient hors de la maison. La terre
était agitée de mouvements si brusques qu'il fallait se
coucher sur la neige pour éviter d'être renversé, et
des précipices affreux s'ouvraient inopinément au milieu des campagnes.

Cependant, parmi ces bouleversements et ces ruines, personne ne périt ni ne reçut la moindre blessure ; Dieu voulait, par ce terrible avertissement, ré-
veiller la foi endormie d'un grand nombre de Canadiens, qui négligeaient leurs devoirs de chrétiens.
« Au même temps que Dieu a ébranlé les montagnes
et les rochers de marbre de ces contrées, écrivait une
religieuse hospitalière de Québec, on eût dit qu'il
prenait plaisir à ébranler les consciences : les jours
de carnaval ont été changés en des jours de pénitence et de tristesse ; les prières publiques, les proces-
sions, les pèlerinages ont été continuels ; les jeûnes au
pain et à l'eau fort fréquents ; les confessions généra-
les plus sincères qu'elles ne l'auraient été dans l'extrémité des maladies. Je ne crois pas que dans tout le
pays il y ait eu un habitant qui n'ait fait une confes-
sion générale. On a vu des réconciliations admira-

bles, les ennemis se mettre à genoux les uns devant les autres pour se demander pardon, avec tant de douleur, qu'il était aisé de voir que ces changements étaient des coups du Ciel et de la miséricorde de Dieu plutôt que de sa justice. »

« A Québec, écrit la sœur Morin, les églises furent pleines de monde toute la nuit du lundi au mardi-gras, et du mardi au mercredi, et les prêtres occupés à confesser. La dévotion ne fut pas si grande à Villemarie ; chacun demeura chez soi, et la porte de notre église fut fermée ; il n'y en avait point d'autre pour lors dans toute l'île de Montréal. Peut-être n'avait-on pas tant de besoin d'aller à confesse ; car en ce temps on y vivait bien et dans une grande innocence. » Cette réflexion de la sœur Morin est confirmée par ce que rapporte la sœur Bourgeoys au sujet du père Chaumonot, qui résidait alors à Villemarie : « Il en-courageait tout le monde, en disant que c'était le diable qui enrageait de ce que Dieu était bien servi. » En effet, tandis qu'ailleurs on se livrait alors aux dissipations du carnaval, les colons de Villemarie, plus exposés que jamais à la cruauté des barbares, n'étaient occupés que de pensées sérieuses et chrétien-nes, à cause du danger continuel de voir leur place emportée par les Iroquois. Quelques jours seulement avant ce tremblement de terre, M. de Maisonneuve

avait fait appel à leur piété généreuse et à leur bra-
voure, en les invitant à s'enrôler dans la milice de
la Sainte-Famille, sorte de garde urbaine destinée à
seconder la garnison ; et à exposer courageusement
leur vie pour les intérêts de Notre-Dame et le *salut
public* (1). Le 28 janvier de cette année 1663, il leur
avait fait cet appel auquel ils répondirent tous avec
empressement, et le 5 février au soir commença le
tremblement de terre. Tous ces pieux colons étant
donc prêts à répandre leur sang, à paraître avec confiance devant Dieu, le tremblement de terre ne pouvait alarmer leurs consciences, et on comprend la
tranquillité avec laquelle chacun demeura chez soi.

Revenons à Jeanne Mance, que nous avons laissée
à Paris tout occupée à chercher les moyens de recouvrer les vingt-deux mille livres de la fondation
faite par madame de Bullion en faveur des hospitalières de Villemarie. Toute la peine qu'elle se donna,
dans cette intention, n'aboutit à rien ; les fonds furent perdus sans ressource. Mais son voyage, qui
n'eut aucun résultat pour l'affaire principale qu'elle
avait en vue, servit grandement à la conclusion d'une
autre affaire très-importante, dont nous avons dit un
mot au commencement de ce chapitre, à savoir la
substitution du séminaire de Saint-Sulpice à tous les

1 *Voir la note 3 à la fin du volume.*

droits des associés de Montréal. Cet acte décisif pour la conservation de la colonie et de l'hôtel-Dieu, fut accompli par l'intervention de Jeanne Mance et du consentement de M. de Maisonneuve ; et le contrat en fut passé le 9 mars 1663.

Mais, comme si Dieu eût voulu récompenser par des tribulations les services de ses plus fidèles et plus généreux ouvriers, cette substitution qui assurait, avec l'existence de la colonie, le maintien de la foi chrétienne dans l'île de Montréal, attira les plus rudes épreuves sur ceux qui y avaient eu le plus de part. Le séminaire de Saint-Sulpice se vit dépouillé, d'une manière illégitime, de la justice de l'île et du droit que les associés avaient d'en nommer le gouverneur. M. de Maisonneuve, ce héros chrétien dont la vie, depuis trente ans, s'était dépensée au service de la colonie, fut dépossédé de son gouvernement et renvoyé en France, où il mourut en 1676. Jeanne Mance, à son tour, eut beaucoup à souffrir. Après la mort de madame de Bullion, elle fut inquiétée, comme si elle eût mal géré les affaires de l'hôtel-Dieu, dont elle était l'administratrice. Elle avait fondé et sauvé la colonie ; et elle se vit poursuivie de mesquines et persistantes réclamations, au sujet des vingt-deux mille livres de la fondation de l'hôtel-Dieu, employées, en 1663, à lever la recrue qui préserva Mont-

réal d'une ruine certaine. On la calomnia, en préten-
dant que madame de Bullion n'avait point approuvé
l'échange de ces vingt-deux mille livres pour les cent
arpents de terre affectés à l'hôtel-Dieu par Jeanne
Mance, au nom des seigneurs ; et, comme le séminaire
venait de succéder à ces derniers, on voulut l'obliger
à reprendre la terre et à restituer les vingt-deux
mille livres.

Ce qu'il y eut de plus pénible pour elle, ce fut de
voir le vicaire apostolique de Québec, M. de Laval,
prévenu contre les prêtres de Saint-Sulpice, se servir
de son autorité pour appuyer ces tracasseries. Ce
prélat pressa le séminaire de Saint-Sulpice de rendre
les vingt-deux mille livres ; on osa même faire des
démarches sous le nom de Jeanne Mance auprès du
Conseil souverain de Québec, comme si elle eût solli-
cité la restitution de cette somme. Cette indigne super-
cherie l'affligea beaucoup ; dans une requête adressée
au Conseil, elle désavoua hautement les poursuites
qu'on osait faire en son nom, et demanda au contraire
le maintien de l'aliénation des vingt-deux mille
livres, en justifiant par plusieurs raisons la conduite
des seigneurs dans toute cette affaire.

Personne n'avait connu mieux qu'elle les intentions de madame de Bullion sur ce remplacement.
On a vu plus haut que, quand cette dame apprit

de M. de Maisonneuve l'emploi qu'elle avait fait
des vingt-deux mille livres, bien loin de le désapprouver, elle donna, au contraire, vingt mille livres
pour qu'elles fussent également employées à lever la
même recrue, devenue nécessaire pour la conservation de la colonie et de l'hôtel-Dieu. Quelques années
après, en 1659, madame de Bullion s'était entretenue
de vive voix avec Jeanne Mance sur toute cette affaire,
et, au lieu de lui témoigner quelque déplaisir de
l'usage qu'elle avait fait des vingt-deux mille livres,
elle lui fit don d'une autre somme de vingt mille livres
pour fonder à Villemarie les filles de Saint-Joseph. Plusieurs des associés de Montréal, qui avaient connu les
intentions secrètes de madame de Bullion, joignaient
leur témoignage sur ce point à celui de Jeanne Mance
et de M. de Maisonneuve ; mais, quelque dignes de foi
que fussent ces personnes dont le désintéressement était
d'ailleurs au-dessus de tout soupçon, M. de Laval
exigeait toujours qu'on lui montrât un écrit signé de
madame de Bullion en preuve de son consentement.
En vain le Conseil privé du roi, qui avait été saisi de
l'affaire par M. de Bretonvilliers, supérieur du séminaire de Saint-Sulpice, décida, en 1667, que la ré-
clamation de M. de Laval n'était pas fondée ; le prélat revint à la charge et, pendant plus de vingt ans,
il ne cessa d'agir pour obliger le séminaire à rendre

à l'hôtel-Dieu les vingt-deux mille livres. Enfin, en
1695, M. de Saint-Vallier, successeur de M. de Laval,
ayant pris connaissance de cette affaire, jugea sage-
ment qu'on ne devait plus en parler.

A son retour de France, Jeanne Mance avait trouvé
la colonie tout émue de l'affreux tremblement de
terre du mois de mars; elle fut l'heureux témoin de
l'accroissement de piété qui en fut le résultat parmi
les colons reconnaissants envers la bonté divine. Pré-
servés de tout accident, n'ayant à déplorer aucune
perte d'hommes ni de biens, ils voulurent donner à
Dieu un témoignage de leur gratitude, en se consa-
crant plus étroitement à la Sainte-Famille. Une confrérie fut donc érigée en son honneur par le concours
des trois communautés établies à Villemarie, savoir
celle des prêtres de Saint-Sulpice, celle de la Congrégation et celle des hospitalières, consacrées, la première à Notre-Seigneur, la seconde à Notre-Dame,
et la troisième à Saint-Joseph. Cette confrérie fut
instituée à Villemarie par un acte signé de M. Souart,
prêtre de Saint-Sulpice, de la supérieure de l'hôtel-
Dieu, de la sœur Bourgeoys, de madame d'Ailleboust et de Jeanne Mance, le 31 juillet 1663. Adop-
tée par la plupart des colons de Villemarie, cette
confrérie se répandit bientôt dans tout le Canada.

La même année, l'insolence avec laquelle les

Iroquois attaquaient les colons, détermina le roi
Louis XIV à envoyer au Canada des troupes régulières,
pour porter la guerre dans le pays de ces barbares.
L'arrivée des soldats français dans le voisinage de
Villemarie fut pour Jeanne Mance et pour les religieuses de Saint-Joseph une nouvelle occasion d'exercer leur charité. La garnison du fort Sainte-Anne,
éloigné de vingt-cinq lieues, fut éprouvée par une
affreuse épidémie qui atteignit quarante soldats sur
les soixante dont se composait la garnison. M. Dollier
de Casson, prêtre de Saint-Sulpice, se dévoua pour
les secourir spirituellement, et la charité de Jeanne
Mance pourvut à ce que les vivres ne manquassent
point aux hommes valides, non plus que les remèdes
aux malades. Tous, à l'exception de quelques-uns
qui moururent au fort, furent, par ses soins, trans-
portés à l'hôtel-Dieu de Villlemarie, où ils recouvrè-
rent la santé. Les blessés étaient aussi l'objet des atten-
tions les plus charitables de la part de Jeanne Mance
et de ses religieuses hospitalières. Aussi le roi voulut-
il leur donner un témoignage de son estime et de sa
satisfaction, en confirmant l'établissement des hospitalières de Villemarie par ses lettres-patentes du mois
d'août 1669. A peu près dans le même temps, la
congrégation des hospitalières de La Flèche avait été
érigée en ordre religieux par le pape Alexandre VII.

XVIII

Jeanne Mance ne vit pas la fin de l'injuste querelle qui
répandit bien de l'amertume sur ses dernières années.
A la joie qu'elle goûtait en voyant l'établissement
des hospitalières autorisé par le roi, confirmé par
M. de Laval, et leur institut érigé en ordre religieux
par le Saint-Siége, était venue, ainsi que nous l'a-
vons dit, se mêler la plus pénible de toutes les épreuves,
celle du dévouement méconnu et calomnié. Dieu ménage de lourdes croix aux âmes généreuses, et Jeanne
Mance était du nombre de celles que leur amour pour
Jésus-Christ rend plus dignes de partager ses souffrances. De longues et continuelles maladies achevèrent de sanctifier cette grande servante du Seigneur,
et il n'est pas douteux qu'elle ne les ait supportées
avec la patience et la résignation la plus parfaite. Il
est à regretter qu'on ne nous ait conservé aucun détail sur ses dernières années, ni sur les circonstances
de sa mort ; tout ce que nous savons, c'est qu'après

avoir édifié toute la colonie par ses grandes vertus, elle *mourut en odeur de sainteté* ; c'est le témoignage que rend à sa mémoire la mère Juchereau dans son *Histoire de l'hôtel-Dieu de Québec.* Cette bienheureuse mort arriva le 18 juin de l'année 1673, à dix heures du soir.

Jeanne Mance peut être regardée comme la véritable fondatrice de Montréal. Elle fut, pour les premiers colons débarqués dans cette île déserte, la femme forte dont parle le livre de la Sagesse, qui pourvoit aux besoins de sa famille, encourage le travail par ses exemples, et console la souffrance par sa douceur. Seule, à peu près, de son sexe, au milieu d'une troupe d'hommes dont la rudesse naturelle ne pouvait que grandir par les privations et les périls, elle acquit sur eux un tel ascendant, que la vertu et la piété, qu'elle savait leur rendre aimables, leur devinrent peu à peu familières. Elles sauva la colonie d'une ruine certaine par la décision qu'elle sut prendre avec autant d'énergie que de prudence, et qui fut pour elle la cause de tant d'ennuis. Pendant trente ans elle ne cessa d'agir pour attirer à Montréal, et les prêtres de Saint-Sulpice qui devaient assurer la prospérité de la colonie, et les hospitalières de Saint-Joseph dont le dévouement rend encore de si précieux services aux habitants de Villemarie. Venue en 1642 avec une poi-

gnée d'hommes pour fonder Villemarie, après avoir
partagé leurs privations et leurs périls, jusqu'à s'être
trouvée presque dans la nécessité de repasser en
France avec eux, elle eut la consolation, avant de
mourir, de voir la bénédiction de ses travaux, et
cette même colonie peuplée de quatorze à quinze cents
personnes.

Les précieux restes de Jeanne Mance furent aussitôt sa mort, l'objet de la vénération des pieux colons,
de ceux surtout qui avaient eu plus d'occasions
d'admirer ses rares vertus. Cette grande servante de Dieu, n'ayant vécu que pour procurer l'établissement de la colonie de Villemarie et celui de
l'hôtel-Dieu, avait demandé que son corps fût inhumé
dans l'église de cette maison, et son cœur placé
dans celle de la paroisse ; elle voulut que ce cœur,
après sa mort, ne fût point séparé de ceux qui, pendant sa vie, avaient été l'objet de ses plus chères affections ; ou plutôt, elle ordonna qu'il fût placé sous
la lampe, devant le très-saint Sacrement, comme pour
témoigner qu'elle ne cesserait d'intercéder en faveur
de ses chers Montréalistes, lorsqu'elle serait devant le
trône de Dieu. Ce fut la recommandation qu'elle fit
verbalement à M. Souart, son exécuteur testamen-
taire.

Le corps de Jeanne Mance fut, en effet, inhumé

8.

dans l'église de l'hôtel-Dieu, et son cœur, qu'on renferma dans un double vase d'étain, fut mis en dépôt sous la lampe de la même chapelle, en attendant l'achèvement de l'église paroissiale, dont on n'avait posé encore que les fondements (1). Les prêtres du séminaire, qui désiraient beaucoup enrichir l'église de la paroisse d'une si précieuse relique, se firent délivrer, par le greffier de Villemarie, un acte constatant qu'elle n'était qu'en simple dépôt dans celle de l'hôpital. Mais la construction de l'église ayant traîné en longueur, et la translation du cœur de Jeanne Mance ayant d'ailleurs été différée, il arriva que cette relique si chère à la piété des fidèles fut consumée dans l'incendie qui réduisit en cendres les bâtiments de l'hôtel-Dieu dans la nuit du 23 au 24 février 1695.

Le greffe de Villemarie a conservé l'inventaire des effets mobiliers de Jeanne Mance ; on y voit quelles étaient ses dévotions particulières. Guérie miraculeusement par l'attouchement du cœur de M. Olier, et

---

(1) Les cinq premières pierres de cette église furent posées le 30 juin 1672. La première fut placée par le Gouverneur-général du Canada ; la deuxième au nom de l'Intendant ; la troisième par le Gouverneur de Montréal ; la quatrième au nom de M. de Bretonvilliers, Supérieur de la Compagnie de Saint-Sulpice ; et la cinquième par Jeanne Mance. Ce fait marque bien quelle était l'estime et la vénération des Canadiens pour notre sainte compatriote.

accoutumée à l'invoquer comme un puissant protecteur, elle avait dans sa chambre le portrait de ce
saint prêtre, ainsi que celui de M. de Renty, ancien
directeur de la Compagnie de Montréal. En outre,
elle avait à son pieux usage trois petits volumes en
parchemin contenant la vie de ce dernier, un portrait
de saint Charles Borromée, et un cachet d'argent re-
présentant saint Joseph tenant l'Enfant Jésus par la
main. Elle se servait apparemment de ce cachet pour
sceller ses lettres, et son testament en portait l'em-
preinte. Tous ces objets, ainsi que plusieurs lettres et
papiers, furent consumés dans l'incendie de l'hôtel-
Dieu.

XIX

ÉPILOGUE

Comme on voit, dans les beaux jours de l'automne, de légères semences se détacher, au souffle du vent, de l'arbre qui leur a donné naissance, et porter la fraîcheur de la végétation sur des rochers lointains et stériles, ainsi nous apparaissent certaines âmes dans l'histoire de l'Eglise. Dieu les choisit pour en faire les instruments de ses plus grands desseins, les propagateurs de son Evangile. Une force secrète, invincible les détache du sol natal, et les pousse vers des régions jusque-là déshéritées, où elles vont porter la semence sacrée de la foi et l'ardeur de la charité qui les dévore.

Cette vocation est la plus noble de toutes ; mais elle impose à ceux qui la reçoivent des sacrifices plus coûteux, une plus complète abnégation, un plus entier dévouement. L'âme chrétienne, associée par cette vocation à la mission du Sauveur, doit prendre une large part à ses travaux et à ses souffrances.

La vie de Jeanne Mance nous met sous les yeux un remarquable exemple de cette vocation divine. et des

fruits qu'elle produit dans une âme fidèle. Dieu la
destine à établir le règne de Jésus-Christ dans Montréal; elle l'ignore; elle n'a peut-être jamais entendu
parler de Montréal, ni du Canada, dans la petite
ville de Champagne où s'est passée sa première jeunesse. Dieu pourtant l'a préparée pour cette mission;
il a mis en son cœur le mépris de ce qui séduit la
plupart des jeunes cœurs; il l'a faite chaste et dévouée, pour que toute l'énergie de son âme se tournât
au sacrifice, et que ses ardeurs ne connussent point
d'autre flamme que celle de la charité.

Elle grandit ainsi, elle mûrit sous le regard de
Dieu, comme la graine qui attend qu'un coup de
vent brise ses liens et l'emporte au lieu marqué pour
elle. Puis vient un jour, une heure, où une parole
lui est dite qui lui fait pressentir sa destinée. Le nom
de ce pays où Dieu veut être servi par elle, éveille
en son cœur un attrait jusque-là inconnu; elle se sent
entraînée par une force aussi douce que puissante
vers ces régions lointaines de la Nouvelle-France :
c'était l'appel de Dieu.

Avec quelle générosité elle répond à cet appel !
Sans se préoccuper de la faiblesse de son tempérament, des fatigues d'un long voyage, des périls et des
souffrances qui l'attendent dans un pays sauvage, au
milieu de peuplades féroces, elle ne pense qu'à ac-

complir la volonté de Dieu. Elle s'abandonne à la Providence avec simplicité et confiance ; et Dieu la récompense par de plus vives lumières, et par des marques plus sensibles de sa protection : tout s'éclaire, tout s'arrange, tout s'aplanit devant ses pas.

Obéissance, abandon à Dieu, telle a été la devise de Jeanne Mance . Ces deux grandes vertus ont donné à son âme une énergie singulière ; elles ont rempli sa vie de travaux et d'œuvres dignes du plus mâle et du plus héroïque courage ; elles ont fait de Jeanne Mance une sainte.

La vie des saints est le résultat de deux forces qui se complètent l'une par l'autre : la grâce de Dieu, et la bonne volonté de l'homme. Dieu appelle ; si l'homme obéit, il a commencé l'œuvre divine qui doit faire son mérite en ce monde et sa gloire dans l'autre. Heureux qui sait entendre et obéir !

Puisse ce petit livre être l'instrument de la grâce pour quelques âmes qui s'ignorent peut-être encore, et auxquelles Dieu dira, par l'exemple de Jeanne Mance, ce qu'il leur demande et ce qu'il veut leur donner !

NOTES ADDITIONNELLES

NOTE I.

C'est à la famille Mance que Nogent a dû la fondation de l'école gratuite qui y existait avant la révolution de 1789.

Cette école, bâtie sur l'emplacement de l'école et du presbytère actuellement existants, et entre deux jardins, était séparée de la rue par un mur dans lequel s'ouvrait une porte cochère surmontée d'une frise à corniche, sur laquelle on lisait écrit en lettres d'or ce mot un peu prétentieux « *Collegium.* » Cette porte donnait sur le premier jardin. A droite, se trouvaient les dépendances, grange et écurie; en face, le corps de bâtiment, contenant deux pièces à l'usage du maître d'école, et une grande salle d'école éclairée par six fenêtres, trois sur le devant et trois sur le derrière; au fond un vaste jardin qui est aujourd'hui partagé entre le presbytère et la maison d'école.

La commune n'avait rien à payer pour l'entretien de l'instituteur; il était doté en rentes de blé et d'avoine, fauchée de pré, pour nourrir une vache et un porc.

NOTE 2.

Testament de messire Pierre Mance, décédé curé de Saint-Aspaix de Melun.

« Par devant Pierre Guibert, notaire au chastelet de Melun-sur-Seine, fut présente révérende et discrète personne Mᵉ Pierre Mance, prestre, docteur en théologie en la Faculté de Paris, grand-vicaire et official de l'église de Troyes, naguère curé de l'église paroissiale Saint-Aspaix de Melun, estant de présent au lieu presbytérial de Saint-Aspaix, gisant en son lit, malade quant au corps, toutefois sain d'esprit.

» Premièrement recommande son âme à Dieu; veut et entend que son corps soit inhumé en l'église Saint-Aspaix de Melun, dans le cœur, devant le grand autel, où sont enterrés MM. ses prédécesseurs curés de Saint-Aspaix de Melun: qu'à son convoi assiste le clergé dudit Saint-Aspaix MM. les religieux de Saint-Pierre et Saint-Sauveur des Carmes, MM. de Notre-Dame, MM. les curés et vicaires de Saint-Estienne, de Saint-Ambroise, de Saint-Barthélemy, de Saint-Levesne; qu'il y ait deux douzaines de torches portées par autant de pauvres, auxquels on donnera à chacun d'eux une fois, une aulne de drap gris, avec le reste de luminaire, telle et autant qu'il y a coustume d'en faire aux plus solennels enterrements; que pour le salut de son âme, il soit dit dans l'église de Saint-Aspaix un service solennel en la manière accoutumée, avec le luminaire, pain, vin accoutumé aux grands services; et qu'au préalable toutes chacunes ses deptes soient payées exactement, s'il s'en trouve, par son exécuteur cy après nommé. Pour legs pieux, puisqu'il a pleu à Dieu lui donner quelques biens qu'il a prins la peine d'amasser, afin d'en disposer par son testament en legs et donations pieuses :

» Premièrement, a donné et légué aux habitants du haut et bas Nogent-le-Roy la somme de 2,000¹ pour une foys payés, pour estre employé en fonds d'héritages et rentes par les dits habitants du haut et bas Nogent jusque à la somme de 100¹, plus de revenu, s'il s'en trouve par chacun an à perpétuité. Le revenu desdits héritages ou rentes sera reçu par personne suffisante et capable qui sera préposée et choisie et députée par lesdits habitants : pour être le revenu donné pour aider à marier tous les ans deux pauvres filles nées audit lieu de Nogent tant le haut que le bas Nogent; lesquelles seront choisi en la forme et manière qui ensuit, sçavoir: Que le jour Saint-Jean porte-latine, patron dudit Nogent haut, après vespres, sera fait assemblée audit Nogent de tout le peuple dudit lieu, tant haut que bas, au son de la cloche; où chaque habitant dudit lieu du haut et bas Nogent seulement, donneront leurs voix pour faire choix desdites pauvres filles, et qu'ils jugeront en leur conscience avoir plus de nécessité et estre plus propres au mariage. A chacune d'elles sera donnée la somme de 50¹, et par conséquent aux deux ensemble la somme de 100¹, pour aider à les marier.

Dans laquelle assemblée il veut et entend que M. le curé
ou en son absence son vicaire, recueille les voix après
avoir donné la sienne le premier ; à quoi il procédera en
conscience, comme aussi tous les habitants assistans pour
faire ladite recepte, et baillera la somme de 50¹ à chacun
des mariés desdites filles, la veille de leurs nopces, sans
diminution aucune desdites 50¹ : à quoi il sera contraint par
toutes voies dues et raisonnables.

» A la charge que les mariés, tant le mary que sa femme,
iront le lendemain de leurs nopces en l'église du lieu où
sera la fille, soit Nogent haut ou Nogent bas, faire dire une
messe de *Requiem* à l'intention du sieur testateur et de ses
parents, et donneront au prestre la rétribution qu'il fau-
drait selon le temps : et que d'entre les filles qui se présen-
teront pour estre choisies à l'effet que dessus, que celles
qui se trouveront estre sorties de la famille dudit testateur,
et porteront le nom de Mance, soient préférées à toutes
autres. Ne voulant ni n'entendant que ladicte somme de
100¹ soit divertie ni employée à aucune autre chose que ce
puisse estre, en quelque sorte et manière, ni pour quelque
cause que ce soit, parce que ce serait directement contre son
intention . Lesquels 2,000¹ légués demeureront ès mains de
M. Nicolas Mance, son frère, controsleur et procureur du
Roy en la prévosté dudit Nogent. jusqu'à ce que les habitants aient trouvé ou indiqué ledit fonds ; sans être tenu d'en
payer ni faire aucun profit ni intérêst.

« Item a encore donné et légué auxdits habitants du haut
et bas Nogent la somme de 1,500¹. aussi pour une fois payés,
pour estre employés pareillement en fonds d'héritages ou
rentes, pour subvenir à l'entretien des escoles dudit Nogent.
suivant et conformément à l'établissement que feue dame
Catherine Mahudel, sa mère, veuve de M. Pierre Mance.
vivant procureur du Roy audit Nogent, a fait desdites escoles audit Nogent, à charge de payer et mettre le revenu desdites 1500¹ ès mains de celui qui tiendrait lesdites escoles.
lequel sera tenu de faire dire et célébrer à toujours et à per-

pétuité, toutes les semaines de l'année, une messe basse les
lundys, ou bien les vendredys, si la messe qu'on dit de MM.
les Mance se disait les lundys. Laquelle messe le maistre
d'écoles, avec la permission de M. le curé, dira ou fera dire
s'il n'est prebstre, en contentant honnestement le prebstre
qui la dira selon le temps. A laquelle messe il fera venir
ses escoliers, et après ladite messe célébrée, sera dit un *De
profundis*, le verset et deux collectes, la première pour un
prebstre et la deuxième *Fidelium*. A la charge encore que
le maistre d'école et ses escoliers qu'il amènera à l'église
pour cet effet, à la sortie de l'écolle de l'après-diner, après
la cloche sonnée, tous les samedis de l'année, et toutes les
veilles de fêtes de la Vierge, sera tenu de chanter les litanies
de la Vierge, semblables à celles qui se chantent à N-D. de
Lorette, avec la collecte *Præsta quæsumus*; les psaumes
Miserere, De profundis, avec la collecte *Deus veniæ largitor*
et *Fidelium*: de quoi sera faite une carte exprès, dans laquelle seront inscrites toutes les prières susdites, laquelle
demeurera à l'église. A la charge aussi, que ledit maistre
d'écolles montrera aux enfants des pauvres gens de Nogent
tant haut que bas pour rien. A la charge encore, qu'il sera
fait aux dépens de ladite école, et assise une épitaphe honorable et enrichie, en l'église dudit Nogent haut, en quelque lieu éminent, où sera fait mention des legs pieux et
donations faits tant aux susdites écolles que de toutes les
autres: et pour cet effet les deux premières années dudit
revenu seront employées à faire ledit épitaphe. » (*Archives
du département.*

NOTE 3.

Protection de la Sainte-Vierge sur un milicien
de la Sainte-Famille.

« Le 12 mai 1663, une troupe de quarante Iroquois s'étant approchés des champs où travaillaient quelques laboureurs de Villemarie, fondirent à l'improviste sur eux, en poussant de grands cris, selon leur coutume, et, après avoir fait une furieuse décharge de leurs fusils, se précipitèrent sur deux de ces travailleurs qu'ils garrottèrent aussitôt, et qu'ils firent marcher avec eux pour les brûler dans leur pays.

» L'un de ces captifs, qui eut un œil crevé dans cette rencontre, faisait partie de la milice de la Sainte-Famille, récemment établie à Villemarie par M. de Maisonneuve. Ce brave homme ne fut pas plus tôt saisi, qu'élevant les mains au ciel, il fit à la Sainte-Vierge une prière fervente et pleine de foi, en la conjurant de ne pas permettre qu'un des enfants de sa famille fût maltraité. Cette prière achevée, il se trouva rempli d'une parfaite confiance dans le secours de sa protectrice, et se mit à suivre ses bourreaux aussi volontiers que s'il se fût trouvé dans la compagnie de ses concitoyens. Le soir, lorsqu'on l'étendait sur la terre, et qu'on le liait à des pieux par les pieds, les bras et le cou, pour l'empêcher de s'enfuir pendant la nuit, il se couchait sans faire plus de difficulté que s'il se fût mis en son lit; et présentant aux sauvages ses mains et ses pieds pour être garrottés, il leur disait : « Les voilà; liez, serrez; Jésus-Christ en a souffert pour moi bien davantage, quand on l'étendait sur la croix : je suis content de vous obéir, et d'imiter ainsi l'obéissance que ce bon maître a rendue à ses bourreaux. »

» Quoiqu'on fît à Villemarie de ferventes prières pour lui, et que lui-même, par un effet de sa grande confiance en la Sainte-Vierge, regardât sa délivrance comme assurée, il ne voyait cependant aucun moyen humain de se soustraire au sort dont il était menacé. Les Iroquois le tenaient toujours également serré, et faisaient jour et nuit autour de lui une garde continuelle.

» Cependant ces barbares, pour jouir plus tôt du cruel plaisir de leur facile victoire, en brûlant à petit feu dans leur pays ces deux pauvres captifs, se séparèrent en deux bandes qui se dirigèrent sur leur village respectif, par le plus court chemin, et chacune emmena avec elle l'un des deux prisonniers. Celui dont nous parlons échut aux Iroquois appelés Agnieronnons, qui, étant en bien plus grand nombre que les autres, lui laissaient moins de chance de s'échapper. Aussi n'y pensait-il pas, voyant que la chose était impossible, quoique pourtant il se confiât toujours à l'assistance de sa puissante protectrice. Sa confiance ne fut pas trompée.

» Pour procurer sa délivrance, Dieu avait inspiré à un parti d'Algonquins chrétiens, de la mission de Sillery, le dessein d'aller tenter quelque coup contre les Iroquois. Au nombre de quarante, ils longent la rivière de Richelieu et arrivent au bord du lac Champlain. A peine se sont-ils mis en embuscade, qu'ils aperçoivent les Agnieronnons: ils les suivent des yeux, remarquent leur gîte, et prennent la résolution d'aller tomber sur eux à l'improviste pendant la nuit. A la faveur des ténèbres, ils approchent à la sourdine, et environnent le lieu où les Iroquois sont endormis avec leur prisonnier au milieu d'eux, lié et garrotté comme de coutume. Mais, quelque précaution qu'ils prennent pour ne faire aucun bruit, l'un des chefs Iroquois nommé *Le Fer*, en grande réputation pour son courage et ses exploits, s'éveille soudain, et donne l'alarme à tous les siens, qui sont aussitôt debout prêts à combattre les assaillants.

» Sans perdre une minute, les Algonquins font brusquement une décharge de fusils sur les Iroquois, puis, se précipitant l'épée et la hache à la main, ils frappent à droite et à gauche, et font couler le sang de tous côtés. Au milieu de ce carnage, le chef des Algonquins reconnaît dans la mêlée le fameux *Le Fer*, le saisit par sa grande chevelure, et veut l'obliger de se rendre; l'autre résiste bravement, saisit à son tour son adversaire par les cheveux, et lève sa hache pour le frapper : mais il est prévenu par l'Algonquin qui lui décharge un coup si rude sur la tête qu'il l'étend mort à ses pieds. Aussitôt tous les Iroquois s'enfuient et les Algonquins demeurent maîtres du champ de bataille.

» Pendant cette scène d'horreur, le milicien de la Sainte-Famille, étendu par terre, les pieds et les mains liés, n'attendait plus que le coup de la mort, et il allait le recevoir de la main d'un des Algonquins qui frappait en aveugle sur tout ce qu'il rencontrait, lorsqu'il s'écrie: « *Je suis Français!* » À ces mots l'Algonquin jette sa hache, et se hâte de délivrer le pauvre prisonnier. Le premier usage que fit de sa liberté cet heureux protégé de la Sainte-Vierge, fut de se prosterner sur la terre, toute baignée du sang de ses ennemis, pour la remercier de sa miraculeuse délivrance.

» La protection du Ciel ne parut pas avec moins d'éclat sur les Algonquins. Quoiqu'ils eussent eu affaire à des adversaires déterminés, auxquels ils tuèrent dix hommes et firent trois prisonniers, ils ne perdirent pas un seul homme, et, ce qui est plus extraordinaire encore, aucun d'eux ne reçut la moindre blessure dans ce furieux combat. Il serait difficile de dépeindre la vive allégresse des colons de Villemarie au retour de leur concitoyen, surtout lorsqu'ils l'entendirent raconter les circonstances de sa délivrance, si manifestement procurée par l'intervention de la Sainte-Vierge. « Il n'a pas été méconnaissant de ce bienfait, dit un témoin de son heureux retour, ne pouvant entendre parler de la Sainte-Vierge sans fondre en larmes, et publiant sans cesse les merveilles qu'elle a opérées pour sa délivrance; car il devait périr dans cette attaque, par la grêle de balles qui sifflaient à ses oreilles, et qui jetaient par terre tous ceux qui étaient autour de lui (1).»

(1) *Histoire de la colonie française en Canada*, t. III, p. 19-23.

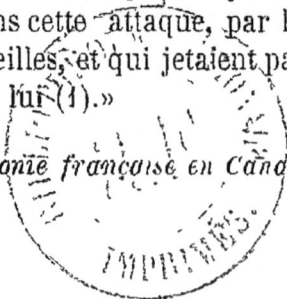

TABLE

TABLE   155

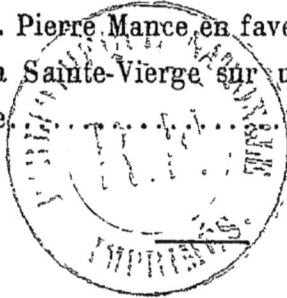

Imprimerie générale de Châtillon-sur-Seine, Jeanne Robert.

www.ingramcontent.com/pod-product-compliance
Lightning Source LLC
Chambersburg PA
CBHW052103090426
42739CB00010B/2294